角膜塑形镜验配技术

基础篇

主　　编　谢培英

主编助理　迟　蕙　郭　曦

编　　者　（以姓氏笔画为序）

　　　　　王　丹（北京北医眼视光学研究中心）

　　　　　王幼生（广州中医药大学第一附属医院）

　　　　　毛欣杰（温州医科大学附属眼视光医院）

　　　　　方冰兰（中山大学中山眼科中心）

　　　　　杨　晓（中山大学中山眼科中心）

　　　　　迟　蕙（北京北医眼视光学研究中心）

　　　　　张　河（上海科育儿童视光中心）

　　　　　张　缨（天津市眼科医院）

　　　　　张艳明（深圳职业技术学院）

　　　　　陈靖云（浙江省医疗器械检验院）

　　　　　范海妍（日本东海大学）

　　　　　周佳奇（上海眼耳鼻喉科医院）

　　　　　郭　曦（北京北医眼视光学研究中心）

　　　　　谢培英（北京北医眼视光学研究中心）

　　　　　瞿小妹（上海眼耳鼻喉科医院）

人民卫生出版社

图书在版编目（CIP）数据

角膜塑形镜验配技术.基础篇/谢培英主编.—北京：
人民卫生出版社，2014
ISBN 978-7-117-19496-9

Ⅰ.①角⋯ Ⅱ.①谢⋯ Ⅲ.①角膜接触镜–眼镜检法
Ⅳ.①R778.3

中国版本图书馆 CIP 数据核字（2014）第 155670 号

| 人卫社官网 | www.pmph.com | 出版物查询，在线购书 |
| 人卫医学网 | www.ipmph.com | 医学考试辅导，医学数据库服务，医学教育资源，大众健康资讯 |

角膜塑形镜验配技术
——基础篇

主　　编：谢培英
出版发行：人民卫生出版社（中继线 010-59780011）
地　　址：北京市朝阳区潘家园南里 19 号
邮　　编：100021
E - mail：pmph @ pmph.com
购书热线：010-59787592　010-59787584　010-65264830
印　　刷：三河市博文印刷有限公司
经　　销：新华书店
开　　本：710×1000　1/16　印张：7　插页：2
字　　数：133 千字
版　　次：2014 年 8 月第 1 版　2022 年 6 月第 1 版第 8 次印刷
标准书号：ISBN 978-7-117-19496-9/R・19497
定　　价：25.00 元
打击盗版举报电话：010-59787491　E-mail：WQ @ pmph.com
（凡属印装质量问题请与本社市场营销中心联系退换）

角膜塑形术引入我国已近 16 年,随着眼视光学领域对这项技术的认识和认可度的提高,越来越多的人开始尝试角膜塑形术,特别是近几年,角膜塑形术因其良好的视觉效果和显著的近视控制作用也得到越来越多的儿童及其家长的青睐,受益人群正日益增加。

角膜塑形镜是直接接触眼表的三类医疗器械,由国家食品药品监督管理局统一管理。随着科学技术的发展,角膜塑形镜镜片材料的生物相容性、透氧性、加工性和稳定性等技术指标在不断提升、发展,各种新型设计的研发,既进一步促进了近视治疗的效果,又拓展了临床应用的范围。

好的技术需要好的产品和好的管理,更重要的是需要有高水平和高素质的专业角膜塑形镜的验配团队。为不断提升我国专业领域的技术水平、规范专业行为,迅速培养一批合格的医疗技术人才,从而使我国的角膜塑形医学事业得到更快更健康的发展,同时也为我国从事角膜塑形镜验配和研究工作的人员提供与国内外交流沟通的平台,我们于 2011 年加入了国际角膜塑形学会(IAO),2012 年正式成立了亚洲分会(IAOA)。考虑到中国的地域广阔,人口众多,在 2012 年 8 月还特别成立了国际角膜塑形学会亚洲分会中国学术指导委员会,以充分发挥各地区眼视光学专家的指导作用,积极促进全国范围内的角膜塑形镜验配的教育与培训工作。在有计划的活动开展之中,根据广大的验配人员和国内外培训讲师的反馈建议,普遍认为迫切需要有一套统一的教材,用于规范知识结构、用语、操作和各项检查、验配流程,从而推动有序、高效的技能培训,使专业技术人员尽快树立科学验配观,提高验配的成功率和安全性。

由中国学术指导委员会牵头编写的这套教材旨在循序渐进,深浅兼顾,既能为初学人员指导标准化验配流程、提高各项技能,又能帮助有一定验配经验的医师解决不同的疑难问题,同时还将介绍国际上角膜塑形术相关的新技术和新进展。《角膜塑形镜验配技术》分上下两册,上册为"基础篇",主要介绍基础理论与验配方法,从角膜塑形术历史、镜片材料和设计、眼科基础、相关眼部检查、基本验配流程以及镜片护理原则等诸多基础知识方面做了全面规范的阐述。下册为"提高篇",着重介绍镜片材料和设计的新进展、特殊视觉质量检查、临床应用拓展以及疑难病例讨论和特殊并发症等相关内容。本教材还附带有学习指导和习题以帮助读者消化吸收和进一步理解相关知识。

在书籍编写和出版过程中得到了人民卫生出版社的大力支持,也得到了国际角膜塑形学会国内外多名专家、学者以及各编者单位的大力支持。本书的编写凝聚了所有关心角膜塑形事业人的心血,是大家经验的结晶,在书籍出版之际我代表所有本书的作者,对所有支持我国角膜塑形事业的同仁表示最真挚的感谢。

因时间和经验有限,书籍的编写难免有错误,望广大读者和同道指正为盼。

国际角膜塑形学会　亚洲分会主席
国际角膜塑形学会　中国委员会主席
中国学术指导委员会　主席
谢培英
2014年5月

For the last several years I have traveled across China with a dedicated contingent of my colleagues. Often these trips would involve several stops in different cities at key hospitals to large enthusiastic audiences of young eye care providers' hungry to learn all they could about Ortho-K and myopia control. China and its people are a phenomenon that is hard to explain to my colleagues back home. Whether your waiting for a bullet train from Beijing to Hangzhou or conversing with fellow eye care practitioners over a meal there is no mistaking the immediacy and import of their feelings towards progressive myopia. It haunts their thoughts and actions in a country afflicted with an epidemic. Myopia in China spells alarm. Myopia in China energizes and organizes them to do something to help their adolescent population.

It's always been easy for me since my early days to get motivated to practice preventative care when it came to myopia. I grew up in a generation of Optometrists that was the last to experience, at least for a short while, what we describe as low incidence levels of diabetes, obesity and myopia in our population. I will never forget the period of the early nineties when I first began seeing patients of Chinese ancestry. Prior to those patients I would almost never examine children with a myopia greater then two diopters. Suddenly I was seeing twice that degree in children who were not yet teenagers. In a short ten years that degree of myopia would often be found in eight year olds.

My experience as an Orthokeratologist before then was very limited. Ortho-K itself saw amazing growth in the nineties in technologies and science that supported it and would lead it forward. Suddenly with new and more demanding degrees of myopia to correct I had to educate myself and adapt my skills. Back then education opportunities for Ortho-K were almost the exclusive province of the National Eye Research Foundation (NERF) and Newton K Wesley. My efforts were ultimately rewarded with new techniques and design approaches and leadership as the President of the group. The rest as they say is history and the fact that its being made in China is fitting.

In modern contact lens practice today the single most exciting application is corneal reshaping. While other methods and styles of lenses may take up the bulk of contact lens practice only Ortho–K delivers consistently high scores on the satisfaction scale. It is quite evident that the ability to improve a patient's unaided vision and their quality of life is highly valued. In fact Ortho–k seems especially poised for a great future in light of its ability to control progressive myopia in children. Yet in todays practice setting most eye care providers do not utilize it fully. The reasons to often given, in todays practice environment, for this lack are practitioner's insufficient knowledge of the intricacies of corneal reshaping practice. That's where a textbook such as this can be very valuable.

Many of the authors in this book are fellow travelers along the road with me. I would like to single out however Professors Peiying Xie and Fan Lu who have supported Ortho–K through the good as well as bad times. Without their support early on we could never have been in this place as an international organization to support and impact conditions here in China.

Cary M. Herzberg O.D. FIAO

President International Academy of Orthokeratology

目　录

第一章 基本概念

在接触镜的发展历史中,始终有两条主线在贯穿着:一条主线是镜片设计的发展,巩膜镜、角膜镜、球面、非球面、逆几何设计等;另一条主线是镜片材料的发展,有玻璃、PMMA、水凝胶、RGP材料、硅水凝胶等。角膜塑形镜的出现和发展就是材料与设计共同发展的结果。

角膜塑形术,英文名为orthokeratology,其中的词根ortho- 表示塑形的意思,而kera- 表示角膜的意思,从字面上也很好理解角膜塑形镜作用的对象是角膜,作用的机制是进行形状的塑形。2012年我国中华眼科学会视光学组在《中华眼科杂志》上发表的"硬性透气性接触镜临床验配专家共识"中对其进行了定义:角膜塑形镜(orthokeratology lens,ortho-K lens),亦简称OK镜,是一种逆几何设计的硬性透气性接触镜,中央平坦中周边陡峭,通过配戴,使角膜中央区域的弧度在一定范围内变平,从而暂时性降低一定量的近视度数。角膜塑形镜的使用是一种可逆性非手术的物理矫形治疗方法。

第一节 历史和现状

一、塑形镜的出现

追溯期历史,常提到角膜塑形的原理雏形出现在中国的一本古书中的故事,记载了古人将豆或小石子装入袋子中,压于眼皮上来改变视力,这只能算是角膜塑形的概念雏形。真正角膜塑形镜的发展是随着20世纪50年代开始的硬性接触镜的设计与应用开始的,而更早的19世纪有法国的眼科医师Kalt用较平坦的接触镜来压迫圆锥角膜的圆锥顶来进行疾病治疗方面的尝试。

当PMMA(polymethyl methacrylate)材料用于接触镜后,不少临床医师发现当配戴PMMA材料的硬性接触镜后再改戴原来度数的框架眼镜后会出现一定时间的视力模糊,当然其中一部分原因是PMMA材料的不透氧性造成的角膜水肿,另一个原因是硬性接触镜改变了角膜的形态,这个形态的变化可以引起屈光状态的改变。这种"框架眼镜模糊"现象也引起了临床专家的兴趣,特别是对镜片弧度,是否可以用更平坦基弧的硬性接触镜来有效的改变角膜的曲率,从而有效改变屈光度数。Nolan曾尝试用比角膜平坦曲率半径更平坦0.2mm的球性硬性接触镜去验配,由于平坦的镜片对角膜有一定的压迫力量,配戴后角膜变平坦了,近视度数也降低了。后又有人用一副接着一副更平坦的硬性接触镜去配戴,希望能更多改变屈光度数,也有通过改变镜片的直径使验配出平坦配适的镜片。这些尝试都有效,但降低的度数不多,而且当时多采用 PMMA 的镜片材料,不能长期配戴影响了配戴的效果。

由于当时一些权威医疗机构认为角膜中央区形态的变化并非安全,也缺乏临床评估的结果支持,特别是除了角膜曲率计外尚缺少能全面评估角膜形态和生理变化的检查仪器来证实其对角膜的安全性。在角膜塑形术出现之后的 20 多年未得到很好的推广普及,视光学界和眼科学界也没有接受这种矫正方法。

二、塑形镜的发展

角膜塑形镜的有效性和安全性一直是发展中研究的重点,20 世纪 70 年代 Kerns 发表的文章中使用日戴型的角膜塑形镜,在 300 天内降低近视度数为 0.77D ± 0.91D,而一般硬性接触镜也能降低 0.23D ± 0.48D,其认为整个角膜成为一球面是角膜塑形的重点,所以降低度数有限。在初期多副平坦弧度的硬性接触镜虽然能减低一定近视度数,但平坦的基弧容易造成镜片的偏位,出现异常的散光。

Soni 和 Horner 为了能更有效控制镜片定位和减低度数,提出一种和以往接触镜设计不同的理念。由于角膜的形态是中央区接近球面而周边区逐渐平坦,接触镜后表面设计基弧都是越往周边越平坦,这是一种常规的镜片设计理念。他们提出的反常规的设计是镜片的中央区基弧比角膜中央曲率平坦 2.00~2.50D,最特别的是镜片的第二弧度并没有平坦,而是比基弧陡峭了 2.00~5.00D,这种反角膜形态常规的设计称为逆几何设计。由于第二弧度的陡峭形成镜片与角膜间出现一空隙,里面充填着泪液,这种设计有利于镜片的定位并使度数降低更加的有效,这种设计也被称为第二代角膜塑形术。

即使在第二代角膜塑形镜在当时的实际矫正效果也非常的不稳定,矫正效果也只有 1.50D 左右,而且所花的时间甚至要达到一年以上。此外矫正期间需要不断的更换镜片,有些情况下白天依旧要配戴"维持片"来巩固塑形效果。到 1997 年出现第三代角膜塑形术,其主要的设计是接触镜基弧比角膜中央曲率平坦 4.00~6.00D,第二个弧度可以比基弧陡峭 3.00~15.00D,在第二弧度外边增加第三个相对平坦的平行弧度来保持定位,这种设计常常 1~2 副镜片就能达到很好地降低度数效果,可降低 3.00~5.00D 的近视度数。

20 世纪 90 年代后角膜塑形镜在科学技术的发展下取得了很大的进步,如透气的接触镜材料的使用,保证接触镜配戴对角膜生理影响更小;镜片的设计的发展,更多弧设计、弧与弧度链接点设计、边弧设计使效果更有效更安全;加工工艺的不断进步,个性化的设计实现常常由高精度电脑可控车床来实现;角膜地形图等检查设备在眼科临床的普遍使用使得临床验配和安全监控更有效率。如今的角膜塑形镜在降低屈光度数的速度、幅度、稳定性及其安全性上比起以往的角膜塑形镜有了非常显著的提高。

正是由于角膜塑形镜在设计与加工的进步，以及近十年临床安全验证的充分依据下，美国食品与药品管理局（FDA）也在1998年5月批准日戴型角膜塑形镜，并于2004年12月3日批准了夜戴型角膜塑形镜的临床使用。

三、国际发展现状

自2004年美国取得食品与药品管理局的安全认可后，角膜塑形镜片作为硬性接触镜的特殊一种得到了快速成长。塑形镜有别于其他接触镜在于其矫正方式上的特别，夜戴的配戴方法保证白天不戴镜而有很好的裸眼视力，通过非手术的方法就能获得白天清晰裸眼视力。特别是随着角膜塑形镜技术的提高和普及，世界各国的视光师包括很多眼科医师，也都在关注这一技术的发展。

2002年在第一次加拿大召开的全球角膜塑形镜大会（GOS2002），在加拿大多伦多召开以后历经三届，当时有24个国家（包括中国香港和台湾地区）1500余名专家学者参加了学术交流，与会代表的共识认为角膜塑形技术对降低近视度、控制近视发展是快速、有效、安全、可预测、可调控、可逆的，虽发挥作用短暂，但经长期戴镜后控制近视发展效果显著，其作用原理尚需深入研究。同时也指出这是一项艰苦细致的工作，需要经验、耐心和高度责任心，以及具备完善的医疗设备和高素质的专业人员，验配程序必须规范化，需医患双方的高度配合，定期密切观察眼部及镜片的改变，及时调整镜片，需要合格的护理产品以及规范的护理程序。大约300名视光师或眼科医师以此为专业，成立了全美（包括加拿大）角膜塑形协会（OAA），建立专门网站，促成了北美在互联网上登记注册和联网服务的规模。一个角膜塑形镜的配戴者可以在美国各个州都可以找到为自己服务的验配视光师或医师。这一个网络目前已扩大到南美和欧洲以及亚洲的部分地区，有些国家和地区也成立了自己的角膜塑形镜协会。协会作为一个互动平台，培养、教育和吸纳新的视光师和医师的参与，同时开展技术交流和研究。

2011年4月30日在美国奥兰多市举办的"Vision By Design，VBD"国际性角膜塑形镜年会上，由亚洲、美洲、欧洲和澳洲的各国专家共同商讨，决定成立"国际角膜塑形学会（International Academy of Orthokeratology，IAO）"并将陆续成立各大洲分会，旨在国际大框架之下，共同协作，共促角膜塑形镜事业的发展。

亚洲地区经一系列协商于2012年3月30日第十二届国际眼视光会议（COOC2012）暨第三届亚洲角膜塑形镜及特殊接触镜学术大会（AOSLC）期间通过并成立了国际角膜塑形学会亚洲分会（International Academy of Orthokeratology Asia-Section，IAOA），首批加入亚洲分会的国家或地区有中国大陆及中国台湾、韩国、日本和新加坡。亚洲分会的理事成员有中国的谢培英教授、吕帆教授，中国台湾的郑慧川教授,日本的 Masao Matsubara 教授,韩国的 Choun-ki Joo 教授和新加坡的 Bridgette Yeoh 视光医师。谢培英教授任首届 IAOA 主席,美国的段昌敏医师任国际事务协调员。

考虑到中国在亚洲地区的重要地位,也为了促进中国角膜塑形镜事业的更加健康有序的发展,IAO 还专门成立了国际角膜塑形学会中国委员会,国际角膜塑形学会主席 Dr. Cary Herzberg 和谢培英教授担任联合主席。

IAOA 及 IAO 中国委员会下设两大秘书处,北区秘书处设在北医眼视光中心,由郭曦秘书组织工作。南区设在温州医学院,由毛欣杰秘书组织工作。

2012 年 IAOA 进一步组织国内近三十名眼视光领域的专家学者成立了中国学术指导委员会,并于同年 8 月在南京召开会议。会议表决确立了 IAOA(中国大陆地区)组织章程,也标志着 IAOA 在中国开展的各项工作的全面启动。

目前,IAOA 在中国开展的工作内容包括招收会员,编写教材,开展培训及组织学术交流活动等。从 2013 年 3 月至今,IAOA 北区及南区秘书处已接受入会申请 1000 余份,并已先后在上海、武汉、济南、天津、沈阳、成都、哈尔滨等地区组织开展基础入会培训,包括 IAO 主席 Dr. Cary Herzberg 在内的外国专家也积极参与到培训授课中,通过培训考核的会员已达 800 余人。此外 IAOA 还开展或参与全国各地区继续教育培训授课,目前已有近 40 个地区近 6000 余人接受了角膜塑形术相关的专业培训。

四、我国发展状况

我国从 1998 年开始引进角膜塑形镜,至今有超过 130 万人次配戴。在最初的 2~3 年里由于缺乏对其的正确认识和规范管理,出现了很多的问题。原因有很多:对角膜塑形镜了解不够,很多医院验配者根本就没有接触镜的验配经验,连软性接触镜的验配经验也缺少,未学会走路前就尝试飞,摔倒也是必然的;媒体广告和产品推销商的夸大宣传和误导,本身角膜塑形镜有一定的适应范围,过度扩大使用范围容易增加风险;将角膜塑形镜当作商品来销售,殊不知角膜塑形镜是特殊的医疗器械,是一种医疗行为;很多没有医疗背景的眼镜店也进行验配,而缺乏规范的验配能力和后续的问题处理能力;配戴者对其认识也不够,加上受广告宣传的误导,无视塑形镜的局限性和可逆性,给予过高的期望值;相关的管理部门对其产品质量和验配规范性缺少严格的监管。正是上述的一些原因,在最初的几年里我国配戴者出现了不少严重的并发症,甚至有眼球摘除的及其严重后果。

痛定思痛,国家食品药品监督管理局对这个行业进行了整改,下达了一系列法规制度,对角膜塑形镜验配进行严格的监督管理。提出以下规定:

1. 验配使用角膜塑形镜是一种严格的医疗行为,必须遵照国家食品药品监督管理局的有关规定,要在具备条件的眼视光专业验配机构进行。

2. 验配人员应是具备专业资格的医务人员,必须有验配硬性透气性接触镜的经验与技术,必须经过系统的专业培训。

3. 掌握角膜塑形技术原则,科学选择适应证和使用方法,主动驾驭角膜的可塑性和镜片调整。经过医患双方的密切合作,通过定期及时的随访观察,及时发现隐患,防止可能产生的并发症。

4. 配戴后的专业指导与定期随访检查服务体系需要验配的眼视光医师与镜片制造厂家通力合作,形成沟通互动,并在实践过程中逐步完善。

近几年来,我国的角膜塑形镜的验配规模和验配人数都得到了很大的发展,原因是庞大的市场需求依旧存在,人们对近视控制的要求和一些升学、参军、公务员考试对裸眼视力的要求都是客观存在的需求。经过世纪初的发展低谷,很多医院为代表验配中心合理选择适应证、规范验配、能及时处理问题,也使得塑形镜行业健康发展,逐渐回暖。另一方面是塑形镜在近视控制方面的研究进展引起更多人的关注。

培训的普及也是发展的重要推动力,镜片的厂家每年对验配人员进行很多的培训,更重要的是以北京大学医学部眼视光学研究中心、上海复旦大学眼耳鼻喉科医院、广州中山大学眼科中心、温州医科大学附属眼视光医院、天津眼科医院等国内带头的视光学发展较好的医院致力于全国范围的培训。每年的眼科学会、视光学会议关于角膜塑形镜的内容场场爆满,2012年4月在南京成立的国际角膜塑形学会亚洲分会中国学术指导委员会在谢培英教授和吕帆教授两位主席的带领下,在全国范围内进行角膜塑形镜规范验配的培训,将有利于塑形镜在国内的健康发展。

展望未来,角膜塑形镜以不可替代的矫正效果及对近视控制的延缓作用将有及其美好发发展前景。而致力于角膜塑形镜验配的专业验配人员也将通过学习提高自身的专业水平,不断提高验配和管理水平,以满足人们日益增长的对视觉的需求,其中专业人员的规范和自律是健康发展的有力保证。新材料、新设计将更好的增加镜片配戴的安全性和舒适性,特别是个性化的设计与验配能更好地让更多人受益。

第二节　相关眼表应用解剖生理

角膜塑形镜和其他接触镜一样配戴后与角膜、泪液、结膜、眼睑相接触,镜片护理产品、镜片及其表面的沉淀物会引起这些眼组织的形态结构和生理的相应改变。所以验配者需要了解正常的眼部解剖结构、生理特性,在验配前评估眼的健康情况并判断是否适合配戴,在验配后能及时发现眼部形态和生理的变化,使配戴能以更健康的方式持续。

一、角膜

角膜构成眼球壁外层的前 1/6,位于眼球前部的中央,正常状态下为透明、无血管组织。角膜前表面呈椭圆形,水平径介于 11.5~12mm 之间,垂直径介于 10.5~11mm 之间,角膜直径小于 10mm 或者大于 13mm 时被认为是为角膜大小异常。角膜后表面呈圆形,直径为 11.7mm。角膜中央部厚度为 0.5~0.57mm,周边部厚度约 1mm。角膜占眼球总屈光力的 70%,角膜前表面屈光力为 +48.8D,后表面为 -5.8D,总屈光为 43D,角膜的折射率是 1.38,由于角膜前后表面的介质折射率不同,使得角膜产生了很大的屈光力。角膜曲率在中央瞳孔区约 4mm 范围内的各点曲率半径差异很小,可以看成球形,属于角膜的光学区,而中央区以外的各点曲率半径差异较大,周边角膜向外逐渐平坦。但是其平坦率并不对称,鼻侧上方较颞侧、下方变化的快一些,在验配接触镜是要注意这种形态特征。角膜前顶点曲率半径水平方向约 7.8mm,垂直方向为 7.7mm,后表面的曲率半径约为 6.8mm。通常情况下,垂直方向角膜曲率较水平方向大,为顺规散光。

角膜的组织学结构为分五层:

1. 角膜上皮细胞层 厚约 50~52μm,由 6~8 层的细胞组成,角膜上皮细胞间通过桥粒结构紧密连接,对维持角膜透明性有重要作用。角膜上皮层包括:表层 2~3 层鳞状细胞,中间 2~3 层翼状细胞,底层为基底细胞层,基底细胞是细胞分裂的中心,当有角膜上皮部分缺失是,邻近区域的角膜上皮细胞可通过伪足样移行作用覆盖缺损区。角膜上皮细胞具有很强的再生能力,一般认为角膜缘处的角膜干细胞在上皮细胞再生中起了关键的作用,小范围的角膜上皮缺损一般可在 24 小时内愈合。同时角膜上皮细胞层间有丰富的感觉神经纤维末梢分布,可敏锐的引起瞬目反射而达到防御作用,任何外界的刺激或内在的炎症、损伤都可以引起异物感或角膜的疼痛,在接触镜验配时这些症状都需要警惕是否角膜发生了问题。

2. 角膜前弹力层 是一层无细胞的透明薄层膜状结构,厚度约 8~14μm,是特殊分化的角膜基质,前弹力层位于角膜上皮细胞基底膜下,对机械性损伤具有较强的抵抗力,而对化学性物质的抵抗力较弱,此层损伤后,不能再生,将由瘢痕组织进行损伤修复,局部遗留不透明病灶。

3. 角膜基质层 占角膜总厚度的 90%,由胶原纤维、角膜细胞构成。其中角膜板层由 200~250 层走行方向均与角膜表面平行的胶原纤维结构组成,前 1/3 基质层角膜板层排列欠一致而后部 2/3 的基质层排列高度一致。角膜板层之间存在少量的固定细胞和游走细胞,固定细胞即成纤维细胞,在外伤、炎症等刺激下可转变为纤维细胞进行修复;游走细胞来自角膜缘血管网。角膜细胞外基质有较强的亲水作用,可使胶原纤维黏合,有助于维持角膜基质层的透明性。角膜基质水肿表现为角膜混浊。角膜基质层损伤后不能再生,由不透明的纤维组织代替。

4. 角膜后弹力层　是由角膜内皮细胞分泌的止于 Schwalbe 线的弹力膜,有弹性且坚韧,对化学物质和细菌毒素的抵抗力较强。当角膜因各种致病因素导致基质被破坏后,病变区后弹力层可向前膨出,该层损伤后可由角膜内皮细胞分泌得以再生。

5. 角膜内皮细胞层　是由六角形的内皮细胞构成的单层结构,厚约 5μm,自出生后,角膜内皮细胞不再有分裂增殖能力,因此内皮细胞损伤后不能再生,只能通过邻近细胞形态扩张和移行来填充缺损区,角膜内皮细胞密度随年龄增长而降低,出生时的内皮细胞数约 3500~4000 个 /mm^2,成人时降至 1400~2500 个 /mm^2,角膜内皮细胞通过紧密连接发挥屏障功能,从而限制房水进入角膜基质层,有助于控制角膜的含水量。一旦角膜内皮细胞被损伤失代偿后,会出现角膜水肿及上皮下大泡。

角膜特殊的解剖学特点如无血管、无色素,角膜上皮不发生角化,角膜胶原纤维排列规整且屈光指数相同以及角膜内皮细胞的屏障功能使角膜保持相对的脱水状态从而保持了角膜良好的透明性。

二、结膜

结膜是覆盖在眼睑内侧面及眼球前表面的一层薄而透明的黏膜组织,结膜前部开口于睑裂,形成一个囊状空隙,称为结膜囊。结膜囊通过泪小点与泪道连续并与鼻腔相通,故结膜与鼻腔的病患可以通过泪道相互传播及蔓延。

1. 结膜的解剖学　结膜覆盖眼睑内侧面,在穹隆部附着于前部巩膜表面,止于角膜缘。依据所在的位置,习惯上将结膜分为三部分:睑结膜,球结膜,穹隆结膜。睑结膜可分为睑缘部、睑板部和眶部结膜。睑缘部结膜是睑结膜与皮肤的移行区。睑板部结膜位于睑板边缘与穹隆部结膜之间,睑板部结膜富含血管组织,呈红色或淡红色。穹隆结膜,介于睑结膜和球结膜之间,该部分可进一步分为上下内外四个部分,上穹隆深达眶上缘水平,据角膜缘 8~10mm,外穹隆部结膜向外超过外眦,据角膜缘约 14mm,可达眼球赤道部,外穹隆部结膜较宽大且与其下眼球组织成疏松联系,易于移动。距角膜缘 3mm 范围内的是角膜缘部结膜,与眼球和巩膜紧密结合。

2. 结膜的组织学　结膜与其他黏膜组织一样,分为上皮层和固有层两层,后者又分为浅层的腺样层和深层的纤维层。从穹隆结膜至角膜缘,结膜中的腺体逐渐减少。结膜杯状细胞是单细胞黏液腺,通过杯状细胞上的小孔可分泌粘蛋白,结膜杯状细胞在下穹隆部和结膜半月皱襞处最多,结膜杯状细胞被破坏后可导致结膜干燥。结膜腺样层在穹隆部结膜处发育最好,厚约 50~70μm,有细微的结缔组织网组成,网眼中有淋巴细胞,正常的结膜下有大量的淋巴细胞,而睑缘部结膜中却没有淋巴细胞。结膜组织中的淋巴结以内外眦部较为明显,这些淋巴结增大后可使结膜表面出现假乳头。纤维层,也称为结膜下结缔组织,纤维层由上睑和直肌腱膜扩展部形成,前部有眼球筋膜构成,其中有结膜血管和神经以及 Müller 肌及 Krause 腺。

三、泪膜

泪膜,既不属于角膜也不属于结膜,是由泪液通过瞬目运动在眼球表面形成覆盖于角膜和结膜上皮之上的薄层模样结构,对维持眼表正常的解剖结构和生理功能起着重要作用。

1. 泪液的分泌及排出系统   泪液的分泌系统包括主泪腺和副泪腺,主泪腺位于眼眶颞上的泪腺窝内,被提上睑肌分为眶部和睑部,有 10~12 条泪管,3~5 条来自眶部泪腺,6~8 条来自睑部泪腺,开口于颞上方结膜,主泪腺提供反射性分泌如物理性刺激三叉神经(刺激结膜、角膜、鼻黏膜、睑缘)、心理性刺激、对视网膜的亮光刺激等刺激下的泪液分泌。副泪腺包括 Krause 腺和 wolfring 腺,提供泪液的基础分泌,Krause 腺构成副泪腺的 2/3,主要位于泪腺近侧的上穹隆部,仅有部分位于下穹隆部,Wolfring 腺沿睑板边缘分布,基础泪液量约 7.4μl,泪液的基础更新速度为 12%~16%,泪液的产生速度也 1.2μl/min,pH 值为 6.5~7.6,渗透压为 309mOsm/L。泪液随眼睑和眼球运动在眼睑处形成了泪河,每次瞬目的时候都是泪膜在眼表重新分布,眼睑闭合呈剪样运动,朝鼻侧运动,眼轮眨肌收缩时泪囊的上部扩张,形成负压,吸引泪液进入泪囊,毛细管作用和重力也起到辅助作用,泪液主要通过以下途径排出,泪液 – 泪小点 – 泪小管 – 泪囊 – 鼻泪管 – 鼻腔,且有部分泪液在眼表蒸发,少部分泪液被结膜吸收。

2. 泪膜的结构和成分   泪膜厚度约 7~10μm,可分为 3 层:表层为睑板腺及 Zeis 腺和眼睑睫毛根部的 Moll 等分泌腺分泌的脂质层,含胆固醇、甘油三酯等脂质,可增加泪膜的表面张力,减少泪液蒸发率;中层为主泪腺或副泪液腺包括 Krause 腺和 Wolfring 腺分泌的水样层(也称为浆液层),是泪膜的最主要成分,含有水、溶菌酶、电解质和泪液代谢物等,可使氧弥散到角膜组织内并且维持角膜表面的亲水性,为角膜运送营养物质,含抵抗微生物的保护因子;内层为主要由结膜杯状细胞所分泌的黏液层,主要成分是粘蛋白,附着于角膜上皮表面的微绒毛,形成水样层所吸附的亲水表面,降低泪膜表面张力,在瞬目间隙保持完整的泪膜,粘蛋白层或角膜上皮层的异常会引起泪膜不稳定,在瞬目后迅速断开,出现干燥斑。

3. 泪膜的功能   湿润眼球表面,形成光滑的光学折射面,为形成清晰的视觉提供良好的光学介质,研究表明泪膜异常可导致像差增大从而影响视觉质量。

泪膜中含有免疫球蛋白、溶菌酶、乳铁蛋白等成分,可破坏细菌的细胞壁,从而保护角膜。泪膜可为角膜提供葡萄糖和氧气。泪液排出时可带走脱落的细胞及二氧化碳等代谢产物。

四、眼睑

眼睑是两片能活动的皮肤皱襞,上睑向上至眉以眉弓为界,下睑向下与颊部皮肤相延续。睁眼时,上下睑缘之间的暴露区即睑裂。睁眼时睑裂的大小因年龄和种族的不同而异,新生儿约为 19mm × 10mm,成年时,亚洲人约为 28mm × 8mm,白种人约为 30mm × 10mm。眼睑的血供主要来自颈外动脉和颈内动脉两大系统,并且通过睑结膜血供向角膜供氧,眼睑的腺体除了皮肤和结膜腺体外,在眼睑中有三种腺体:睑板腺、Moll 腺、Zeis 腺。睑板腺是位于睑板皮脂腺,是泪膜脂质层的主要来源,睑板腺腺管互相平行,垂直睑缘排列,排泄到睑缘的皮脂能防止泪液外溢,并能防止泪液侵蚀皮肤。moll 腺是变态的汗腺,由不分支的螺旋管组成,开口于 Zeis 腺,睫毛毛囊和睑缘。

眼睑的功能是作为眼球的保护屏障,能使眼球免受外伤和强烈的光线的刺激和伤害。通过瞬目将泪膜涂布到眼表,瞬目同时眼轮匝肌收缩,泪囊具有泵压的作用,在泪液的排除过程中起压力作用,冲走代谢碎片。瞬目为眼睑的闭合,分为非自主性和自主性瞬目两种形式,人眼平均每分钟瞬目 12 次 / 分,许多接触镜配戴者在戴镜后会改变原有的瞬目特点,可导致角膜染色,瞬目遮盖角膜切断视网膜光线的来源的时间为 0.13 秒,正常情况下人眼不会感觉到瞬目对视觉的影响,瞬目时伴有眼球运动,称为 Bell 现象,一般情况下眼球向上方和颞侧运动的。

五、角膜与氧气

氧气对于角膜是非常重要,表现在角膜的完整性需要足够的氧气,维持角膜正常功能需要 15%~20.9% 的氧含量,而 CO_2 的增多会引起 pH 值的改变,进而影响角膜的代谢。

在睁眼的时候,角膜上皮主要通过获得泪液中的氧气,而泪液中的氧气是大气中直接溶解而来。也有部分氧供来源于角巩缘和睑结膜血管,然后传递到角膜基质。而角膜内皮的氧供直接由房水中获得,再逐渐传递到角膜基质。

在闭眼的时候,来自大气的供氧途径被中断了,而只能从睑结膜血管、角巩膜缘血管和房水中获得氧气。此时闭眼后氧分压大约是 55mmHg,闭眼后对眼睛的影响有氧供减少、泪液渗透压下降、CO_2 分压上升、泪液和角膜 pH 值下降、角膜温度上升。

配戴接触镜的时候，接触镜直接影响了大气与角膜之间的气体交流，镜片的材料、厚度、配适情况都将影响角膜获得氧气。睁眼时，大气的氧气先通过镜片，然后溶解到镜片后面的泪液层中，才能进一步被角膜获得，此时大气中的氧气通过镜片的量的多少是至关重要的环节。闭眼的时候眼睑和角膜之间又多了一层镜片，眼睑血管的氧气依旧要先通过镜片后才能让角膜上皮获取，本身闭眼状态下角膜获得氧气的途径就大大减少了，再加上镜片的隔断，所以夜戴型镜片要求透氧性能更高以避免影响角膜的正常生理。

怎样的氧供情况能保持角膜的正常生理呢？临界氧需求，为了能够维持正常角膜生理的最低氧供。临床上常用的数据可按照 Hodlen 和 Mertz 在 1984 年的研究结果作为参考的。理想的镜片透氧率（Dk/t，即透氧系数／镜片厚度）日戴值为 $24 \times 10^{-9}(\mathrm{cm} \times \mathrm{mlO_2})/(\mathrm{sec} \times \mathrm{ml} \times \mathrm{mmHg})$，理想长戴值为 $87 \times 10^{-9}(\mathrm{cm} \times \mathrm{mlO_2})/(\mathrm{sec} \times \mathrm{ml} \times \mathrm{mmHg})$，可接受长戴值为 $34 \times 10^{-9}(\mathrm{cm} \times \mathrm{mlO_2})/(\mathrm{sec} \times \mathrm{ml} \times \mathrm{mmHg})$，该值能保证过夜配戴后角膜水肿不超过 8% 时所需要的最小 Dk/t 值。在过夜配戴时要使角膜水肿不超过 4%，Dk/t 至少要在 $87 \times 10^{-9}(\mathrm{cm} \times \mathrm{mlO_2})/(\mathrm{sec} \times \mathrm{ml} \times \mathrm{mmHg})$ 以上，水肿减少到 3.5% 则要在 $107 \times 10^{-9}(\mathrm{cm} \times \mathrm{mlO_2})/(\mathrm{sec} \times \mathrm{ml} \times \mathrm{mmHg})$ 以上，而将水肿减少到 3.2% 以下则要 $125 \times 10^{-9}(\mathrm{cm} \times \mathrm{mlO_2})/(\mathrm{sec} \times \mathrm{ml} \times \mathrm{mmHg})$ 的 Dk/t 值。

接触镜造成的角膜缺氧主要引起角膜水肿、角膜基质 pH 值下降、上皮有丝分裂受到抑制、角膜神经末梢密度减少和角膜敏感度下降。

第三节 镜 片 材 料

角膜塑形镜使用透气性硬质角膜接触镜材料，即通常所说的 RGP 材料，RGP 是英文 Rigid Gas Permeable 的缩写，即"透气性硬质材料"。它是在不透气硬质材料 PMMA 基础上发展起来的。PMMA 材料，即聚甲丙烯酸甲酯材料，是最早期硬质角膜接触镜所使用的材料。尽管它具有良好的光学性能等多项优点，但由于完全不透气，患者无法长时间配戴。

一、材料种类

RGP 材料包括醋酸丁酸纤维素（CAB）、硅酮丙烯酸酯（silicone acrylates，SAS）聚合物、有机硅树酯（siliconeresin）、氟硅丙烯酸酯（fluorosilicone actylates，F-SAS）等，聚苯乙烯（polystyrene）和含氟聚合物（fluoropolymers）是近年开发的用于接触镜的材料。

（一）丁酸醋酸纤维素（cellulose acetate butyrate butyrate，CAB）

具有轻度的透氧性。CAB 提炼自纤维素，纤维素中的羟基由乙酰根（acetyl

racicals）和丁酰根（butyryl racical）替代。增加丁酰根或减少乙酰根含量,可以增加镜片的顺应性和透氧性,但是也同时降低了表面湿润性。最常用的 CAB 配方是 13.0% 乙酰根、37.0% 丁酰根、22.0% 游离氢氧根。

CAB 是热塑性材料（thermoplastic material）可以模铸成形成镜片。CAB 比PMMA 软,但是它在透氧性上有了提高。目前已很少使用 CAB 材料。

表 1-3-1

优点	缺点
Φ 湿润性好	Φ 镜片通常做的比相同度数的 PMMA 和 SAS 镜片厚
Φ 不容易产生蛋白质沉积	Φ 含氨的化合物可使镜片变黄
	Φ 镜片软,易被刮擦损伤

（二）硅酮丙烯酸酯（silicone-acrylate,SAS）

该材料作为镜片材料出现于 1979 年,SAS 的透氧性与材料的硅酮含量有关。它通常是混合有荧光树脂（如 PMMA）的丙烯酸树脂。目前最常用的材料是 methacryloxypropyl tris（tri-methylsiloxy）silane（TRIS）。这些共聚物含有碳碳主链,硅元素与烷基组成硅氧烷侧链（alkyl siloxane moieties）使该聚合物具有透氧性。SAS 材料中含有硅氧烷（silicone）、异丁烯酸盐（methacrylate）,湿润剂和交联剂。硅酮优良的氧通过特性赋予材料良好的氧弥散能力。湿润剂包括 hema以及异丁烯酸（methacrylic acid）,它们具有很强的亲水性,从而能提高材料的亲水性。交联剂,如二甲基乙酸（ethylene dimethacrylate）则能使材料变的更坚固,从而降低材料的顺应性。

该材料的主要缺点是干燥。

表 1-3-2

优点	缺点
光学性能接近 PMMA	易产生沉淀物
透氧性大于 CAB	容易刮划,易破损
与 CAB 相比镜片不容易变形,受水合及脱水的影响较少	透氧性增加的同时,镜片的光学质量和湿润性变差

（三）氟硅丙烯酸酯（fluoro-silicone-acrylate,F-SAS）

通常用来合成 F-SAS 的氟单体有以下几种:2,2,2- 三氟异丁烯酸酯（2,2,2-trifluoroethyl methacrylate）和次异丁烯酸酯（bis（1,1,3,3,3-hexafluoro-2-propyl）methacrylate）。氟元素能提高材料的抗沉淀能力,并通过提高泪膜中粘蛋白与镜片表面的相互作用以及降低镜片的表面张力来增加镜片的亲水性。氧容易在含氟的材料中扩散，所以镜片的透氧性也增加了。同时，含氟材料的强透氧性减少了镜片材料中的硅含量，材料的形态稳定性比 SAS 更好。F–SAS 可以分为低 Dk 值和高 Dk 值两种材料。

表 1-3-3

优点	缺点
Φ 高透氧性	Φ 折射率低
Φ 抗黏液和沉积物形成	Φ 比重大
Φ 形态稳定性与 SAS 相似	Φ 硬度较低，易受磨损
Φ 顺应性适当	Φ 费用高
Φ 不易刮伤和破裂	
Φ 有效的紫外光滤过能力	
Φ 适合日戴、长戴和弹性配戴	

（四）Flexible fluoropolymer（FFP）

该材料的主要组成部分是具有湿润性及相对高透氧性的 perfluoropolyether dimethacrylate，它的 perfluoroether 主链顺应性较大，因此需要与其他的单体如 MMA 异分子聚合以降低整个材料的顺应性。加入亲水性单体如 NVP 以提高材料的湿润性。

表 1-3-4

优点	缺点
不含硅	密度高
透氧性极佳	不能被修整
很少发生沉淀	价格昂贵
初戴感觉舒适	顺应性较大
不需要其他的表面处理就有良好的表面湿润性	相对较厚

（五）烷基聚苯乙烯共聚物（alkyl polystyrene copolymers）：

在 20 世纪 80 年代开始出现。它具有低密度（1.0）、高折射率（1.59）及良好的抗变形能力。p- 异丙基苯乙烯（p-isopropyl styrene）和 p- 三 – 丁基 – 苯乙烯（p-tertiary–butyl–styrene）两种烷基苯乙烯单体（alkyl styrene monomer）已经被用作接触镜的聚合物成分。由于这些单体是疏水性的，所以需要与一些亲水性单体如 n-vinylpyrrolidone（NVP）或 HEMA 等异分子聚合，从而提高材料的亲水性。

表 1-3-5

优点	缺点
高透氧性	镜片的低密度使镜片浮在护理液上,不容易护理
比 SAS 更强的抗变形能力	不能用含有洗必泰的护理液,以免降低表面湿润性
低密度	

(六)硅氧烷高弹体(silicone elastomer):

该材料是一种半硬性材料(semirigid material),在 20 世纪 80 年代由 Dow Corning 首先介绍。Dk 值为 340。镜片易于操作(与较大的软镜片相比),更好的初戴适应性(与其他硬镜比),这些特点使小儿无晶状体眼患者成功配戴的可能性更高。然而,由于此种材料具有疏水性,所以湿润性差、配戴不适、配戴时间过长后易与角膜粘连,因而其应用受到一定程度的限制。

二、材料特性

评价一种 RGP 材料,必须了解其三大类特征,即生物相容性、物理特性和表面特性。

(一)生物相容性

与人眼组织有良好的生物相容性是接触镜的 RGP 材料必须考虑的。用 RGP 材料制成的接触镜必须对配戴者的眼睛无刺激作用,不含有毒物质、不能含有有害物质。如有关 RGP 材料的国际标准这样规定,所有 RGP 材料在被批准上市之前必须达到以下检验标准。

1. 经过萃取试验后,可萃取物质的总萃取率应低于 0.5%。

2. 细胞毒性小于或等于 1 级。

3. 进行兔眼生物相容性试验时,无阳性反应。

4. 须通过全身毒性试验。

(二)物理特性

1. 透气性 对于一种 RGP 材料,其透气性通常由透氧系数,即用 Dk 值表示。氧气要通过材料,它的分子必须先溶解于这种材料,然后再通过这种材料。Dk 值是弥散系数"D"(代表材料允许气体通过的固有能力)和溶解系数"k"(代表氧溶解于材料中或材料表面上的程度)的乘积。定量地说,弥散系数是气体分子物质中移动的速度,溶解系数表示在特定的压力下,单位体积物质中能溶解气体量。

透氧系数的定义公式为,在一定条件下,在单位气压差下,单位厚度的材料的氧通量:

$$Dk = \frac{气体量(cm^3) \times 厚度(cm)}{面积(cm^2) \times 时间(s) \times 压力差(hPa)}$$

其单位为$(cm^2/s)[ml\ O_2/(mL \cdot hPa)]$或$(cm^3\ O_2 \cdot cm)/(cm \cdot s \cdot hPa)$。用百帕(hPa)为单位得到的 Dk 数值乘以 1.33322 即得到以毫米汞柱为单位计算的 Dk 值。

有多种方法可以测量材料的 Dk 值,得出的数值可以不同。因此,在比较两种 RGP 材料的透氧系数时,一定要确定两者的数值是使用同一种方法测得的。目前,国际上普遍使用 ISO/Fatt 法测量 Dk 值。它使用在顶端带有探测头的薄片材料,探测头再被浸于液体溶剂中,即可测量出透过该薄片材料的氧气量。

我国国家食品药品监督管理局按材料的 Dk 值将 RGP 材料分类为低透氧系数(Dk 值小于 50)、中透氧系数(Dk 值介于 50 至 90 之间)和高透氧系数(Dk 值大于 90)材料。

实际的透氧率还要考虑材料的厚度(t)因素,即以 Dk/t 来评价材料的准确透氧性能。

2. 硬度、弹性系数、坚韧性 RGP 材料的硬度通常有两种测量方法,用的最多的是"肖氏(Shore D)硬度"。这种方法用于测试镜片表面抵抗刮痕的能力。另一种方法是"洛氏(Rockwell)硬度",它使用一个圆头探测针向一个 RGP 毛料施加压力,以确定它所能承受的压力并试验其弹性。

弹性系数,又称弹性模量,代表一种材料在承受压力时保持形态不变的能力。它应用压力作用于镜片,直到其开始变形(张力),测量此形变直至发生断裂。这个特性代表材料的硬度并影响其"掩盖"角膜散光的能力。弹性系数是决定镜片设计及厚度的一个重要因素。

坚韧性,又称抗断裂强度,是材料在被弯曲直至断裂前所能承受的最大压力。此特性影响镜片的操作性和耐久性。

3. 光透过率、折射率 这两个参数为材料的光学特征。光透过率越高,视觉效果越佳,而材料折射率越高,同样度数的近视(远视)镜片,其边缘厚度(中央厚度)则越薄。

4. 比重 其他参数相同情况下,材料比重越轻,同样的镜片参数,镜片的重量越轻。

(三)材料的表面特性

1. 湿润角 用以表示材料能被湿润的性能。湿润角越小,材料表面湿润性越好。湿润角采用液滴法或气泡俘获法测量。液滴法将一滴生理盐水置于材料样品上,然后测量其产生的接触角。气泡俘获法利用一个浸于溶剂中的气泡来测定与材料样品表面所形成的接触角。

然而,在材料实际应用于接触镜时,由于人的泪膜中含有多种成分,可能影响镜片在人眼配戴时的湿润性。所以,静态的湿润性测量并不能完全反映该种材料的镜片在真实配戴时的湿润性。一般来说,镜片材料湿润性越好,配戴越舒适。

2. 离子性 材料表面可能带有电荷或无电荷,带表面电荷的称为离子型材料,一般带负电荷,无电荷的称为非离子型。离子型表面容易吸附泪液中的蛋白等带正电荷的物质。非离子型表面不易吸附沉淀物,但表面湿润性相对较差。

如前所述,RGP 材料是在 PMMA 基础上加入硅胶或氟-硅胶成分,以改善透氧性。然而,加入硅使材料表面干燥加快,同时使表面带负电荷,容易吸附泪液中的蛋白质等。

氟硅 RGP 材料抗蛋白沉淀较硅胶 RGP 材料好,但吸附类脂,且使蛋白酶清洁无效。

目前,一种超高透氧材料 Menicon Z(Dk 值为 163),被应用于角膜塑形镜的制作,如荷兰的 NKL 镜片及美国的 CRT 镜片。软性角膜接触镜多用的硅水凝胶材料也开始被研究制成角膜塑形镜片。这些新材料的临床应用使镜片配戴的安全性得到了进一步的提升,也成为了角膜塑形镜材料领域未来研制的重点。

三、如何选择镜片材料

许多医师在给患者验配 RGP 类镜片时都会遇到选择镜片材料的问题。材料的选择主要取决于两大因素:镜片的用途和患者的情况。

(一)镜片用途

镜片可能用于矫正普通近视或远视,也可能用于矫正高度屈光不正,可能用于矫正非散光性屈光不正,也可能用于矫正高度角膜散光,甚至圆锥角膜;可能用于日戴,也可能用于夜戴或长戴(多日连续过夜配戴)。这些不同的镜片用途和使用方式,要求选择不同的镜片材料,例如,矫正高度屈光不正,希望镜片不要太厚和太重,应选择折射率高、比重小的 RGP 材料,矫正高度角膜散光,应选择弹性模量大、硬度高、坚韧性好的 RGP 材料;用于日戴,只需选择中等 Dk 值的材料就可以,而用于夜戴或长戴,则一定要选择高 Dk 值的材料。

(二)兼顾患者情况

医师还应根据患者的具体情况选择相适应的镜片材料,例如,患者泪液状况不良,应选择湿润性良好,即湿润角较小的镜片材料。

(三)角膜塑形镜材料的选择

角膜塑形镜是一种特殊的 RGP 镜片,用于改变角膜现有的几何形态。同时,大部分患者采用夜间配戴的方式。因此,对于角膜塑形镜来说,最重要的是保证配戴的安全和塑形效果。然后才是配戴舒适度、镜片寿命、护理的难易程度等。透氧系数和弹性系数是选择角膜塑形镜材料最为重要的两个参数。

1. 镜片材料的 Dk 值并非越高越好,因为 Dk 值越高,通常材料中加入了较多的硅胶或氟－硅,造成材料的其他性能下降,如硬度、表面湿润性、离子性等。因此,"足够的透氧性"是选择的原则。人眼的角膜无血管,只能通过从空气中吸收氧分。空气中的氧含量是 21%。研究表明,对于白天长时间配戴的镜片,安全的要求是到达角膜表面的氧含量(等氧百分比,EOP)应高于 9%;最低长戴的要求是 12%;理想长戴要求应达 18%。

国家食品药品监督管理局制订的角膜塑形镜行业标准规定,用于日戴的角膜塑形镜,其材料的 Dk 值必须大于 50(ISO 方法);用于夜戴的角膜塑形镜,其材料的 Dk 值必须大于 90(ISO 方法)。Dk 值的允许误差为 20%。

镜片配戴时到达角膜的实际氧分,不仅与材料的透氧系数相关,也与镜片的厚度相关,同等透氧系数的镜片,厚度越薄,其透氧率(Dk/t)越高。由于角膜塑形镜大部分实行夜戴,因此,除了必须选择 Dk 值超过 90 的材料制作镜片外,镜片的中心厚度也应控制在 0.3mm 以内。目前,美国 FDA 批准的派瑞刚公司角膜塑形镜材料为 HDS 100,其 Dk 值为 100;美国 FDA 批准的博士伦公司角膜塑形镜材料为 Boston XO,其 Dk 值为 100。

2. 如果说配戴镜片时的 EOP 对角膜塑形的安全性至关重要,那么材料的弹性系数则对塑形的有效性则非常关键。如前所述,弹性系数表示材料抗形变的能力,弹性系数好的材料,其制作的镜片塑形效果较好,而弹性系数较差的材料,其制作的镜片可能产生不了塑形效果,甚至被角膜的刚性所"塑形"。中国国家食品药品监督管理局关于角膜塑形镜的行业标准对镜片断裂强度和变形强度的要求为:用垂直于镜片径向的平行平面夹持镜片,并对镜片边缘沿径向施力。当镜片的变形量(镜片变形时,两平行平面的间距相对于形变前的间距比)达到 30% 时,边缘特定点所受的力应大于 70g。当镜片的变形量达到 70% 时,镜片不破裂,此时所承受的变形力应不小于 200g。

3. 角膜塑形镜的材料,除了对 Dk 值、EOP、断裂强度和变形强度有定量要求外,对材料其他参数值无硬性规定。当然,在满足这些特定参数要求的前提下,其他材料特性越优越好。

第四节 角膜塑形镜的设计

角膜塑形镜是一种特殊的 RGP 镜片。普通的 RGP 镜片用于矫正视力,而塑形镜用于"矫形",即通过改变角膜几何形态来提高视力。"矫正"型的 RGP 镜片,其内表面与角膜的表面相平行,或称相吻合,通过改变镜片的外表面来调节镜片光度。而"矫形"用的塑形镜则相反。其外表面较简单,内表面则相对复杂。塑形镜的内表面不再与角膜平行或吻合,而是在镜片于角膜之间制造一些间隙,利用泪液的作用达到"矫形"效果。

一、角膜塑形镜设计思想的演变

角膜塑形镜的设计思想是镜片设计师对塑形原理和过程理解的直接体现。因此,塑形镜设计思想演变的过程也直接反映出角膜塑形术发展和进步的历程。视光师和镜片设计师通过对临床观察和分析,不断提高对角膜塑形机制的认识,从而不断改进镜片的设计,以改善塑形的安全性和有效性。

(一)早期的角膜塑形镜

最早期的角膜塑形镜,诞生于 20 世纪 60 年代,由 George Jessen 首次尝试,又称第一代设计。这时的技术称为 Orthofocus。Orthofocus 技术未能得到临床推广,其主要原因有以下两点:

1. 第一代塑形镜使用 PMMA 制作,不透氧,配戴时间不能很长,只能在白天短时间配戴,因此近视降低的效果持续时间短暂。

2. 镜片设计与常规硬质接触镜片相同,患者需要在白天配戴一系列渐变平坦的普通硬质接触镜片才能在摘下镜片后获得一定程度的裸眼视力改善。这些早期的塑形镜片组在配戴 3~10 个月后能减去最多 1.50D 的近视,且效果难以预测。这种镜片尽管可以附着在角膜上,但居中性很差,常常是上偏或下偏,引发角膜散光。

(二)中期的角膜塑形镜

针对第一代塑形镜出现的效果难以控制以及降低度数太少和太慢的缺点,Stoyan 等人发明了第二代塑形镜设计。第二代设计的最大特点是"反转几何",并开始称其为 Orthokeratology,即角膜塑形术。第二代设计为三区设计,镜片的基弧较中央角膜平 1.5~4.0D,但第二弧却较陡。这种镜片较第一代设计居中性有很大改善,也大大缩短了治疗时间。

1. 尽管第二代塑形镜较第一代有了很大进步,其依然存在一些明显缺陷。第二弧(反转弧)很宽,边翘量大,引发镜片无规则移动,维持镜片良好的定位和居中性仍然较困难。

2. 第二代塑形镜通常也需要多副才能达到最终矫治效果。患者首次配戴时一般即订做两副镜片,第二副比第一副的基弧平 0.10mm。患者戴四小时后检查镜片的松紧程度,如果紧了,即换成第二副配戴。第二副镜片戴 1~3 周后如果由于角膜外形重塑而紧了,就需要订做第三副镜片。每一副镜片的光度也相应地调整以保证患者在白天配戴时有良好的戴镜视力。

3. 这种利用 4~5 副镜逐步降低近视度数的方法是为了控制好中心定位。最初的 2~7 天一般降低 1.0D 左右的近视度数,之后 3~6 个月的治疗期最终减少 2.00~3.00D 近视度数。

（三）现代角膜塑形镜的设计

现代角膜塑形术治疗效果较以往快速很多,所以又称为"快速塑形法"。患者配戴一夜后即有非常显著的矫治效果,之后的治疗期为 10~30 天,达到最终的矫治效果。

现代角膜塑形镜采用四区设计。四区分别为基弧区,又称中央光学区或治疗区;反转弧区;平行弧区,又称平行弧区;和周边弧区。

基弧区的曲率较角膜中央曲率平坦,差值一般为希望降低的度数与过矫度数之和。目前,美国 FDA 和中国国家食品药品监督管理局批准的最大降幅为 6.00D。在设计镜片时,不应超越这些极限。基弧的宽度为 5.50~8.00mm,以 6.00~6.50mm 最为常见。瞳孔越大,基弧宽度应相对放大。而度数越高,治疗区,即基弧宽度,不宜过大。

反转弧较基弧陡。两弧曲率之间差异从 3.00D 直至 15.00D,与度数降幅相关,也与中央区和平行弧区的角膜曲率有关。反转弧区的宽度为 0.60~1.00mm。一些最新的设计将反转弧区分为两个曲率半径不等的弧,以改善其与中央基弧和平行弧的连接。

平行弧的设计原则是使镜片在该区域与角膜呈平行状态。由于角膜通常由中央向外趋于平坦,且 e 值分布不均匀,一些最新设计将平行弧区分成多弧段,以改善镜片平行弧区与角膜的吻合性。

周边弧较平行弧平,在镜片的外沿生成一边翘,便于泪液交换。普通 RGP 边翘一般为 80~120μm,而塑形镜一般设计为 60~70μm。

（四）应用

除近视矫治用角膜塑形镜设计外,散光、远视矫治设计及大直径(如角巩膜镜)的角膜塑形镜也逐步被应用于临床。新设计的研发及应用扩大了临床治疗范围,获得了普通设计所无法达到的良好的配适效果,从而解决了很多疑难病例的验配。

二、角膜塑形镜的设计方法

对于特定的患者,具体的镜片参数(如各弧曲率半径宽度等)采用下列方法中的一种设计确定。

（一）基于角膜地形图的设计软件

首先用角膜地形图仪采集患者的角膜地形数据,然后由专门的计算机软件计算出镜片参数。最常用的"设计依据"是镜片内表面与角膜表面之间泪液层厚度的分布。通常要求中央处泪液层厚度为 5~10μm;平行弧区最大约 20μm;周边弧区 60~70μm。

该方法给验配人员提供了便利,但存在以下缺点:第一,各角膜地形图仪厂家数据的定义方法和数据格式有异,没有一个通用软件兼容所有角膜地形图仪测出的数据;第二,如果角膜地形图数据不准,据此设计出的镜片参数也就不对;最后,也是最重要的,角膜塑形是一种动态过程,镜片与角膜之间的接触形态随时间变动,初始时的静态"最佳"设计并不能保证持续的适配,甚至可能在配戴1~2 个小时后就不合适了,如偏位和松紧不适等。目前的软件还无法模拟人的角膜在塑形过程中的变化。该方法一次性验配成功率约为 85%。

(二)基于角膜中央 K 值和 e 值设计软件

在角膜地形图未普及前,这种方法被普遍使用。它首先测得患者屈光度、角膜中央 K 值和 e 值、角膜直径、瞳孔直径等。根据角膜中央 K 值和 e 值将角膜表面简化成一个理想化的、偏心率为常数的由内向外渐平的非球曲面。然后根据经验公式计算出相应的镜片参数,使镜片内表面与角膜表面之间泪液层的厚度有一个理想的分布。

该方法是上一种方法的简化,较上一种方法更加易用,但和上一种方法有同样的不足,其一次性验配成功率较上一种方法低,约为 80%。

(三)标准片试戴法

镜片设计师根据不同的角膜几何形态和希望降低的屈光度,设计出一套标准镜片,大部分患者通过试戴 2 小时至一夜后可以在其中找到适合(最接近的)的镜片。医师根据试戴中的观察作出修改或不修改的建议,决定"正式镜片"的参数。

虽然试戴让验配人员在首次验配时花费较多的时间,这种方法较上两种方法有显著优势。首先,角膜参数检测稍有不准对结果无影响;第二,试戴能检查出一些仪器测不出的因素对塑形过程的影响,如眼睑、角膜表面张力等;第三,试戴能观察角膜塑形的动态过程,确定出最适合塑形(而不仅是塑形初始时)的镜片参数;最后,它能及时排除那些理论上适合塑形但实际效果不佳的患者。此外,如果标准片用正式材料制作,可以将试戴合适的镜片直接交给患者,节省患者时间。

这种方法在国外普遍使用,成功率高达 95%。国家食品药品监督管理局也推荐这一试戴验配法。

表 1-4-1　塑形镜主要参数及定值依据

镜片参数	特　征	取值区间	定值依据
基弧	位于镜片中央,通过泪液作用产生压力,降低屈光度,为治疗区	K 值 33~46D 7.5~9.9mm	角膜中央 K 值 – 欲降低的屈光度 –0.75D
基弧区 宽度		5.5~6.5mm 5.5~7.0mm	瞳孔直径,镜片定位状态

续表

镜片参数	特 征	取值区间	定值依据
反转弧	较基弧陡,容纳较厚泪液层,产生外拉力,容纳外移内皮组织,同时过渡到平行弧区	较基弧陡 3~15D	基弧值、欲降低的屈光度、平行弧区角膜曲率
平行弧	保证镜片居中并有一定活动度,泪液层约为 10μm	试戴值	与反转弧区光滑过渡、与本区角膜平行
周边弧	保证泪液交换	曲率半径 10.5~13.0mm	较平行弧平
镜片总直径		10.6~11.5mm 9.6~12.4mm	定位状态、活动度、瞳孔直径、角膜直径、角膜中央 K 值
镜片厚度		0.20~0.30mm	材料硬度、透气性、镜片定位(重量)、使用寿命

三、日戴型镜片与夜戴型镜片

早期的塑形镜由 PMMA 材料制作,不透气,生理特征差,只限于日戴。今天的塑形镜,由于有高、中、低透氧率材料供选择,日戴或夜戴均为可行,由医师根据患者的具体情况决定。有些医师倾向于让近视度数较高的患者白天配戴,以保证安全性。

普通 RGP 镜片日戴时,选择 Dk 值大于 18 就可以了,但塑形镜应选择透氧率更高一些的材料,Dk 值大于 50。角膜塑形镜片较普通 RGP 直径大一些、厚度也厚一些。

更多的患者会选择夜戴。夜戴片的材料 Dk 值应大于 90,厚度应小于 0.3mm,以满足安全性要求。

（毛欣杰 郭 曦 谢培英）

第二章 相关眼视光检查

第一节 常规眼科检查

角膜塑型镜配戴前的各项检查的目的是为了解配戴者的眼部和全身情况，以排除禁忌配戴者或根据检查结果为配戴者选择最合适的镜片。角膜塑型镜配戴前的眼部常规检查主要是用裂隙灯显微镜和检眼镜对眼部健康状态进行评估。

一、问诊

问诊不属于常规检查的范畴，但却是角膜塑型镜验配的第一个、必不可少的步骤。检查前可通过问诊了解配戴者的配镜目的、配镜要求以及眼部及全身的健康状况。问诊内容主要包括：

1. 个人资料 包括姓名、性别、年龄、住址、电话等。
2. 配镜目的 包括提高裸眼视力、减缓近视发展、美容、职业需要，或为参加体育活动等。
3. 病史采集 询问配戴者是否有过敏史、眼部及全身既往疾病史、家族史、用药史等。
4. 戴镜情况 询问配戴接触镜的历史，采用何种护理品牌，采取何种配戴方式，是否发生过配戴接触镜引起的并发症及治疗情况等。

二、眼前节的裂隙灯检查

裂隙灯检查是角膜塑型镜的验配的必要项目，在配戴者初选评估、镜片配适评估、配发镜片和随访复查中都是主要的项目。在验配前的检查中，主要是为了确定眼部的适应证和禁忌证，并且评估眼球的整体情况和配戴角膜塑型镜相关的特征。

裂隙灯检查的流程如下：泪液，睑缘/睫毛，球结膜，睑结膜，角巩缘，角膜，前房，虹膜和晶状体。

裂隙灯显微镜主要由照明系统、观察系统和支撑系统组成，观察系统为一显微镜系统，照明系统主要为裂隙光源。在使用裂隙灯前要使用对焦棒进行对焦校准，然后调整下巴托，升降台等使配戴者位于舒适的位置，然后按照流程进行检查，常用的裂隙灯观察技术有以下几种：

（一）弥散照明法

投射光源上加毛面滤光镜,投射光源与观察系统成 40° 左右夹角,低放大倍率,裂隙宽度大。

主要观察外眼,如眼睑、睫毛、睑结膜、球结膜、角巩缘,前房,虹膜和晶状体的大体情况。

（二）直接照明法

光源焦点和显微镜焦点在同一观察位。投射光源与观察系统成 40° 左右夹角,裂隙宽度在 0.2~1.0mm,中到高放大倍率。

当裂隙宽度稍宽时,观察呈六面体形的角膜,观察角膜各层的病变;当裂隙很小时,可观察角膜切面,如角膜异物的位置,病变的深度。

（三）间接照明法

光源投射在显微镜焦点的一侧,利用光线在组织内的散射来照亮观察目标。投射光源与观察系统成 40° 左右夹角,裂隙宽度在 0.2~1.0mm,中到高放大倍率。用该方法可观察角膜上皮的微囊和微泡。

（四）后照法

光源投射在观察部位后方的虹膜上,利用虹膜的反射光来照亮观察目标。根据反射光和显微镜焦点的位置,可分为直接后照法和间接后照法。裂隙宽度按需调整,中到高放大倍率。该方法可观察角巩缘的新生血管,角膜浸润和水肿。

（五）角膜缘分光法

光源照射在角巩缘,利用光线在角膜内的全反射,在角巩缘形成一个光圈。裂隙宽度在 0.2~1.0mm,中到高放大倍率。该方法可观察角膜中央水肿(CCC),浸润等。

（六）镜面反射法

投射光源与眼球前后轴的夹角等于观察系统和眼球前后轴的夹角。用单目观察,中到高放大倍率。该方法主要用于角膜内皮的观察(图 2-1-1)和泪膜的观察。

（七）荧光素检查

在结膜囊内滴入荧光素,用钴蓝光照明 [图 2-1-2(1)],观察系统可加用 #42 滤光片 [图 2-1-2(2)],观察方法同弥散照明法。该方法主要用于检查角膜是否有上皮的缺损染色,也用于镜片配适的评估。

在裂隙灯检查中,无论是否戴接触镜,以下要点提示了眼球健康和配戴接触镜安全:

眼睑和结膜:没有炎症,正常红色,正常的解剖,表面纹理光滑。

角膜和角巩缘:没有充血,没有新生血管,透明的外表,没有水肿,正常内皮镶嵌结构。

泪液:没有过多的泪膜碎片,泪膜稳定,泪液量正常,正常的脂质层。

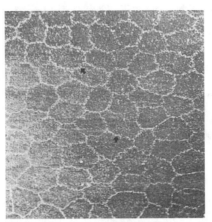

图 2-1-1 角膜内皮细胞

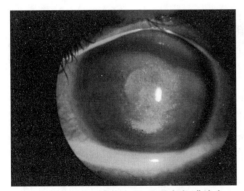

图 2-1-2(1) 钴蓝光照明观察角膜染色

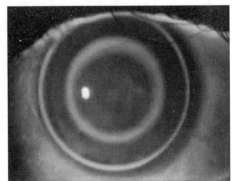

图 2-1-2(2) #42滤光片观察镜片配适

三、眼球参数的测量

眼球参数的测量包括角膜直径的测量,瞳孔直径的测量和眼睑特征的测量。

(一)角膜直径

角膜直径的测量包括水平和垂直子午线的测量,一般是用水平可见虹膜直径(HVID)和垂直可见虹膜直径(VVID)的值。测量方法是用毫米尺经过瞳孔中央测量从12:00角膜缘到6:00角膜缘可见虹膜区域长度,记录为VVID,经过瞳孔中央测量从3:00角膜缘到9:00角膜缘可见虹膜区域长度,记录为HVID。有些电脑验光仪也可以测量。角膜直径的测量有助于我们选择角膜塑型镜的总直径。一般镜片的直径比 HVID 小 2mm 左右。

(二)瞳孔直径

瞳孔直径的测量一般要在标准室内照明和暗照明的条件下分别测量。瞳孔直径的大小影响角膜塑形镜片后光学区直径的选择。虽然较小的后光学区直径会增加角膜塑形镜的近视降低效果,但也会引起一些视觉问题,如晕圈或眩光等。过大的后光学区直径会减弱角膜塑形的效应。

(三)眼睑特征

相对于欧美人种,亚洲的睑裂较小,另外上眼睑褶卷在上睑后,中国人平均的睑裂高度为 7.5~9.5mm,理想的镜片位置是上边缘略位于上睑之下,下边缘与下睑缘相切,这样镜片比较容易适应,舒适度提高,镜片的稳定性也比较好,国人的角膜塑形镜配适一般为睑裂后配适。

四、泪液检查

角膜塑形镜是通过逆几何设计的镜片,通过镜片后和角膜前的泪液对角膜产生压力,使角膜上皮发生重分布,导致角膜矢高的降低,产生近视度数的降低,所以稳定的泪膜对于角膜塑型镜的验配是很重要的。通过泪液检查,要排除泪膜不稳定和干眼的患者。

泪液检查的方法主要有侵犯性和非侵犯性两大类。泪膜破裂时间(BUT)、Schirmer 试验、酚红棉线法属于侵犯性方法;非侵犯性泪膜破裂时间(NIBUT)、泪棱镜高度和泪液镜脂质层评估属于非侵犯性方法。

侵犯性方法常因为有"刺激"而存在反射性流泪的可能,如荧光素的点滴和滤纸的放入等,所以要谨慎地考虑结果。非侵犯性的方法试图消除刺激,对于泪膜的评估更佳,但是需要一些特殊的设备,如泪液镜和带标尺的裂隙灯等。所以,单一的检查并不足以评估泪膜,综合运用几种方法才能对泪膜作一全面的评估。

(一)泪膜破裂时间(BUT)

BUT 是一种测量泪膜稳定性的方法,是指从一次完全的瞬目后到泪膜出现第一次破裂的时间,用秒来表示。

方法:把 1% 荧光素钠点入眼内,嘱被检者眨眼数次,裂隙灯用钴蓝光观察整个角膜表面。请患者在完全瞬目后停止瞬目,开始计时,观察泪膜出现第一个破裂点或破裂条纹的时间。检测过程中,被检者需自然睁眼,不要用手撑开被检眼的眼睑,以免影响测试结果。

正常值和意义:平均数值是 11~15 秒,低于 10 秒提示异常。

(二)Schirmer 试验

概述:用特殊无菌滤纸来测量基础泪液量,可分为 Schirmer Ⅰ试验 Schirmer Ⅱ(用局麻药)试验。

方法:将特制的滤纸在折痕处折叠后放于下睑的鼻侧,嘱被测试者在滤纸放入之前和测试的 5 分钟之内均向上看。基础泪液量是从折痕起的泪液长度。在测量时允许眨眼。Schirmer Ⅱ试验的方法基本相似,只是要用局部麻醉,在局部麻醉后用棉球擦干多余泪液,测量时间也是 5 分钟。

正常值和意义:Schirmer 试验的数据变化很大,正常在 5~33mm 范围内,平均是 15mm,5 分钟内小于 5mm 是可疑异常的。

（三）酚红棉线法

概述:用染有 pH 指示剂酚红的棉线来测定基础泪液量。

方法:将一条长 70mm 的浸染了酚红的双股棉线放在下睑颞侧结膜囊内 15 秒钟,放入之后要求患者马上闭眼,测量湿润长度,注意颜色变化。

正常值和意义:正常人群 15 秒的平均湿润长度为 16.7mm,pH 值在 6.6~8.2,颜色从黄到红。短于 6mm 的长度提示可能有干眼。

（四）非侵犯性泪膜破裂时间（NIBUT）

基本同泪膜破裂时间,但避免了点滴荧光素引起的刺激。裂隙灯弥散白光或泪液镜观察,患者在完全瞬目后停止瞬目,开始计时,观察泪膜出现第一个破裂点或破裂条纹的时间。

正常值和意义:平均值 11~15 秒,小于 10 秒提示异常。

（五）泪棱镜高度

正常情况下,下眼睑与眼球之间有泪液存留,是泪液贮存库,存留泪液的高度称为泪棱镜高度或泪河高度（图 2-1-3）。泪棱镜高度反应泪液量的多少,检查方法采用一个有刻度尺的裂隙灯来测量其高度。

正常值一般为 0.1~0.3mm,干眼患者小于 0.1mm。

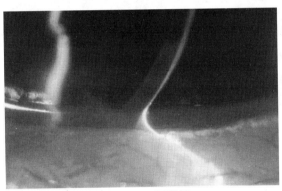

图 2-1-3 泪棱镜

（六）泪液镜脂质层评估

泪液表层的脂质层由几种不同的脂质组成,形成不同的形状,每种形状对应于特征性的脂质厚度,厚的脂质层更好阻止泪液挥发,泪膜更稳定。

将泪液镜放在裂隙灯前,靠近患者眼睛,泪液镜聚焦在眼球前泪膜,要求患者完全瞬目,记录泪膜出现不完整的时间,观察泪膜的形态。

正常值和意义:眼球前泪膜根据厚度递增的顺序,按照脂质层的图形可分为开放网筛样、闭合网筛样、流水样、无形样、彩条样和综合型。当脂质层很薄(开放网筛样)时,泪膜的水质层是红蓝交叉的条纹。

五、眼底检查

眼底检查也是不可缺少的一部分,眼底异常亦是导致视力低下的重要原因,一般临床检查包括直接检眼镜、间接检眼镜以及三面镜三种检查方法。可以首先使用直接检眼镜检查眼底后极部,有异常发现,又不能充分看清眼底时,应给予散瞳,再利用间接检眼镜和三面镜检查。排除影响视功能的眼底病变,如视网膜变性、水肿、出血等。

六、眼压检查

用修氏眼压计、压平眼压或 NCT 都可以进行,其中以压平眼压最为准确,NCT 为非接触性,筛查最方便。眼压正常在 $11\sim21mmHg$,测量眼压便于排除青光眼的可能。

第二节 眼科特殊检查简介

一、角膜生物力学特性检查

随着屈光手术的进展,角膜屈光手术后一些问题的发现,人们意识到了角膜生物力学特性改变的危害。所以现今的屈光手术不仅要获得满意的视觉效果,还需要保证手术长久的安全性,故对屈光手术后角膜生物力学特性改变的规律需要有深入的理解。

角膜塑形术的效果因人而异,其中一种因素就是角膜生物学特性的差异,其决定了角膜发生形态改变难易程度以及维持形态改变的时间。所以对于角膜生物学特性的了解,可以选择更合适的患者,以及提倡个性化的配戴模式。

角膜作为一种活体生物组织,对其特性的完整描述除了角膜厚度、曲率等形态学指标外,还需阐述角膜的生物力学特性。正常角膜是一非线性应力应变的生物组织,具有明显的各向异性和黏弹性。虽然目前测量角膜生物力学性能的方法有很多,但尚无黏弹性一种方法能够全面反映角膜的生物力学性能。现在应用比较广泛的是一种可以活体测定角膜生物力学的新方法,即用眼反应分析仪(ocular response analyzer,ORA)(图 2-2-1)测量角膜滞后量(CH)、角膜阻力因子(CRF),CH、CRF 均为角膜生物力学参数中重要数值,可以反应角膜和角膜完整性和硬度。

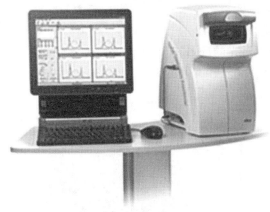

图 2-2-1 眼反应分析仪

ORA 最初设计的目的是作为一种非接触眼压计,用于眼压的测量。其基本原理是使用一股快速的气流在角膜上产生压力,同时用电子光学系统来监视角膜的变形,可准确地测量平行的脉冲气流引起的角膜向内运动。脉冲气流关闭后,压力衰减,角膜开始返回到正常形状,这个过程中角膜再一次压平,这样就得到两次压平眼压值。由于脉冲气流的动态性及角膜黏滞量衰减,两次压平眼压值不一致,即 P_0、P_1,根据这两个值的差异,可以获得一系列参数。

（1）IOP：P_0 和 P_1 平均值即为 IOP。

（2）IOPcc：角膜补偿眼压,是根据 CH 所得信息对 IOP 进行校正所得到的眼压值,即减少角膜本身特性对眼压测量的影响,更好地反映真实眼压。

（3）CH：角膜滞后量,是角膜黏性阻力的表现,即角膜吸收或消散能量的能力,是角膜生物力学特性的指标,$CH=P_0-P_1$,CH 与中央角膜厚度有较弱相关性,与角膜直径、角膜散光性、视力等无关;

（4）CRF：角膜阻力因子,反映了角膜整体硬度,也是角膜生物力学特性指标,表示角膜受气流压迫产生形变时的阻力累积效应:黏性阻力和弹性阻力,$CRF=P_0-kP_1$,k=0.7,CRF 值中央角膜厚度,IOP,CH 等相关,与 IOPcc 无关。

眼反应分析仪的临床应用,为测量角膜生物力学特性提供了一种便捷的方法,如了解圆锥角膜、角膜营养不良等角膜疾病中角膜生物力学特性及发展情况,了解角膜屈光手术后角膜生物力学变化及其影响因素。ORA 的测量,可以提供更多角膜生物学特性,为开展角膜塑形术的研究、选择合适患者、提供安全保障提供依据。

二、相干光断层扫描（OCT）

OCT（图 2-2-2）是一种高分辨率的非接触性、非侵入性的、光对生物组织进行高分辨横截面成像的摄影技术,使我们能在活体上获得类似组织病理改变的影像。OCT 技术是采用低相干性光或白光干涉测量仪完成高分辨率的成像和测量,利用各种组织对光的反射、吸收和散射能力不同而形成组织界面,从而区分不同的组织结构。前节 OCT 可对角膜、前房、虹膜晶状体等横切面断层成像,轴向分辨率达到 10μm。

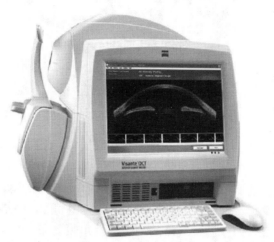

图 2-2-2　眼前节 OCT

　　眼前节 OCT 可进行眼前节结构的精确测量:可获得房角到房角、前房角角度、角膜厚度图、曲率半径等眼前节参数。在眼科诸多领域如人工晶状体植入手术的设计和术后观察、角膜屈光手术和术后随访观察、青光眼手术设计和术后观察、角膜病的诊断,角膜接触镜验配前检查和随访等方面均有广泛应用。

三、眼部生物参数测量

(一) IOL Master

　　IOL Master 是应用部分相干干涉原理,可通过非接触方式准确测量角膜曲率、眼轴长度、前房深度并计算人工晶状体度数,被认为是目前眼生物测量的金标准(图 2-2-3)。IOL Master 应用光学反射原理,通过呈六边形分布的六个光点反射到角膜中央 2~3mm 范围,测量反射光影像之间的距离,通过这些光点的对称分布情况计算角膜曲率;IOL Master 测量前房深度是基于裂隙光投射原理,IOL Master 通过 0.7mm 宽的光带从颞侧 38°角投射到视轴,计算从角膜表面到晶状体前表面的距离;眼轴的测量,IOL Master 是利用部分相干光测量仪的原理,通过光的部分干涉现象,将激光二极管发出的激光分裂为两股独立的轴线光,经光线分离器后,被图像探测器捕获而测出视轴的长度,具有更高的分辨率和精确度,测量的是泪膜前表面到视网膜色素上皮层之间的距离,是真正意义上的眼轴长度。

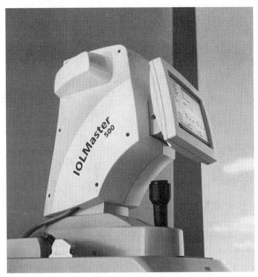

图 2-2-3　IOLMaster

IOL Master 具有精确性高、可重复性好、操作简便、非接触的特点、可以获得大量的屈光参数信息,所以广泛用于临床,包括大规模的眼科视力普查和流行病学调查。可精确测量眼轴长度,可测角膜曲率、前房深度、晶状体厚度,有多种人工晶状体度数计算公式,可准确计算白内障手术人工晶状体度数,尤其适用于眼轴过长、过短的白内障手术人工晶状体计算。

IOL Master 非接触式,能避免患者交叉感染,并可帮助医师达到极度精准的术后目标屈光度,可以测量 LASIK 近视手术后患者的 K 值,以计算 IOL Power。同时精确测量患者的视轴长度、角膜曲率及前房深度。用于准分子激光手术前检查以及术后随访,可以探讨屈光手术后视力下降的原因。

IOL Master 测量可作为角膜接触镜验配前检查的重要步骤,提供眼部重要的屈光参数值,为镜片参数选择以及后期随访提供依据。

（二）Lenstar（LS900）

眼部生物测量仪——Lenstar LS900 是由瑞士 Haag-Streit 公司和德围 Wavelight 公司联合研制的基于低相干光反射原理设计的非接触式的光学生物测量仪,可以一次测量角膜中央厚度、前房深度、晶状体厚度、眼轴长度、角膜曲率（K1、K2、AXIS）、角膜白到白的距离、瞳孔直径、视网膜厚度等。

与接触镜相关的基本数据采集项目为:眼轴长度,中央角膜厚度,前房深度,晶状体厚度,视网膜厚度,角膜曲率值,散光度,屈光指数,角膜直径。

对于角膜塑形镜配戴者,Lenstar(LS900)检查可以准确测量角膜厚度,眼轴长度,角膜"白到白"距离和瞳孔直径等,根据检查数据可有助于医师出具处方和患者疗效观察等。

四、泪膜镜的应用

泪膜性质的评估是接触镜验配中非常重要的步骤,可以帮助选择合适的配戴者,选择合适的镜片和配戴方式,除了一些侵犯性的泪膜测试方法外,非侵犯性的泪膜测试方法以其对泪膜的正常分泌无干扰的优点,更能客观反映泪膜的形状。

泪膜镜是一种非侵入的泪膜检查设备(图2-2-4)。泪膜镜应用光衍射的原理,采用冷光源,将弥散照明光照射角膜前表面的泪膜,利用光在脂质层前后表面产生双折射光干涉原理,泪膜的脂质层因其厚度不同而产生不同的表面形态和颜色,以此颜色和表面的形态评估脂质层厚度,若泪膜镜安装上一片栅格,栅格破坏时可测量泪膜破裂时间。

泪膜镜是由一个圆筒连接一个似圆锥的圆顶,冷光源从圆顶上发光,观察者可在裂隙灯下通过圆顶上的小孔观察泪膜的情况,对正常人和戴角膜接触镜者均能检查泪膜的结构和稳定性。

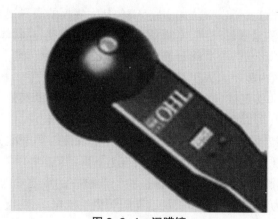

图2-2-4 泪膜镜

泪膜镜的检查不需要滴荧光素和采用试纸,所以对泪液的正常分泌不产生干扰,更能反映正常的泪膜形状。且采用的是冷光源,减少了对泪膜的人为的干扰,结果比较可靠。

泪膜镜对脂质层的评价非常有价值,能够评价脂质层的结构、厚度、稳定性,且为非侵入性,可以评价脂质层形态和测量非侵入泪膜破裂时间。脂质层内因含有不同的成分,形成不同的形状,每种形状都对应不同的脂质层厚度。一般而言,厚的脂质层能防止水分蒸发,使泪膜有更好的稳定性。根据干涉图样的形态、颜色分为,如大理石样脂质层厚度为 15~30nm(图 2-2-5),流水型脂质层厚度为 30~80nm,(图 2-2-6)、无形型脂质层厚度为 80nm、彩条型脂质层厚度为 80~370nm(图 2-2-7),其中稳定性最好的是无形型。

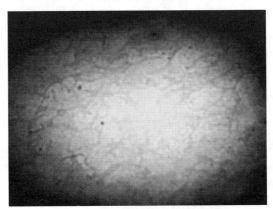

图 2-2-5　大理石样脂质层泪膜

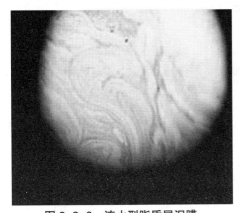

图 2-2-6　流水型脂质层泪膜

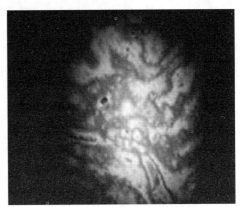

图 2-2-7　彩条型脂质层泪膜

接触镜对泪膜的影响:

眼镜戴入后对泪膜的结构产生很大的影响,镜片戴入后,泪膜重新分布,在镜片前和镜片后均各形成一层泪膜,称为镜前泪膜和镜后泪膜,目前采用干涉条纹图形来评价戴上接触镜后的镜前泪膜结构。泪膜镜可观察到:大理石型、流水型、无形样和彩条样。戴上镜片后,镜前泪膜出现各种形态,水凝胶镜片能观察到很薄的一层类脂层,大部分表现为大理石和流水型,镜片的泪膜形态与镜片材料和设计有关,镜片戴入改变泪膜的完整性,瞬目改变。

五、角膜内皮细胞检查

使用显微照相技术观察角膜内皮细胞的密度、形态,大小,规则性等,以同等年龄段正常状态评估角膜内皮细胞形态、功能及其代偿能力。

验配角膜塑形镜前后常规检查角膜内皮细胞密度及形态,观察角膜塑形镜对角膜内皮细胞短暂及长期戴用后的影响,以进一步评价角膜塑形镜的透氧性能和安全性能。

角膜内皮细胞图像定量分析常用的指标有细胞密度(数量/mm²),平均细胞面积(μm^2),细胞面积的变异系数(细胞大小不同的程度,即 CV= 标准差/平均细胞面积)和六角形细胞比率(%)。

临床观察显示,正常人角膜内皮细胞密度随年龄递增而相应下降,伴随细胞密度下降,细胞形态亦发生改变,细胞平均面积增加,细胞大小出现变异,多形性细胞增多,六边形细胞所占比例下降。表 2-2-1 列出 20 岁和 60 岁的正常角膜内皮细胞各参数值。

表 2-2-1　不同年龄角膜内皮细胞的正常参考值

	年龄	数值
细胞密度	20 岁	>3000
(细胞数/mm²)	60 岁	2400~2700
异常值	<2000(500~700 以下	可能发生大泡性角膜病变)
细胞面积的变异系数	20 岁	0.25 左右
(CV,大小不同的程度)	60 岁	≤0.35
异常值		>0.35
六角形细胞比率	20 岁	70% 左右
(%,六角形细胞频度)	60 岁	60% 左右
异常值		<55%

（周佳奇　瞿小妹　迟蕙　谢培英）

第三章　患者的选择

第一节　医患沟通与管理

一、医患沟通的重要性

角膜塑形镜治疗的成功因素包括,良好的医患沟通,科学的验配,严谨的摘戴护理教育与系统的追踪随访复查。其中的医患沟通贯穿了整个治疗的始终。因为角膜塑形镜的治疗特点决定它不是一项短期的根治性的治疗方式,而需要长期的配戴与监控。所以医患沟通也会一直伴随持续始末,成为需要医护人员投入大量精力去完成的工作。沟通过程中,医师需要如实告知患者的眼部检查结果,角膜塑形镜的治疗原理及特点以及可能存在的风险、并发症等,这是法律赋予患者的知情权利也是医师义不容辞的责任。

良好、有效的医患沟通的有以下两大优点:

1. 有效的提升患者的依从性　使患者更好的配合治疗,降低治疗的风险。

2. 防范医疗纠纷争议的出现　耐心细致的沟通是对他人的尊重,也是对自我的保护。如果沟通不到位就侵犯了患者的知情权,也就容易引发患者的不理解与不满情绪。

如何更好地运用沟通技巧,细致、周密的完成沟通工作已成为了角膜塑形镜验配门诊工作的重点。

二、医学行为管理学模式在患者管理中的应用

与医患沟通同样贯穿治疗始终的是对患者的管理。不同的是,它涵盖的范围更大,包括的内容更多。近年来"行为管理学"成了高校授课与研究的热点。"医学行为管理学"就是将行为管理学的内容导入患者诊疗过程的研究学科。

(一)医学行为管理学的定义

从医学的角度出发,对患者的心理活动及身体行动进行干预和管理的科学,包括 KAB 和 KAP 运行模式。

1. K(knowledge):代表对科学知识的理解。

2. A(attitude):树立正确的认知态度。

3. P(practice):科学的方式实践。

4. B(behaviour):科学的行为表达。

KAB/KAP 模式即是在患者正确理解治疗原理的基础上,树立患者对疾病正确、积极的认知态度,并在整个实际治疗过程中,能够争取患者最大的心理及身体行为配合。

(二)医学行为管理学在角膜塑形镜验配诊疗过程中的应用

医学行为管理学在角膜塑形镜验配诊疗过程中起着至关重要的作用,他与医患沟通、验配、摘戴教育、随访复查四大治疗环节密不可分,并在每一环节中起着重要的作用。

1. 医患沟通环节　KA 模式,即通过医师细致与形象的讲解,使患者明确角膜塑形的治疗原理、治疗特点,进而能够接受、认可角膜塑形的治疗方式,增加对医师的信任度,坚定信念完成长期的戴镜治疗与镜片护理工作。

除治疗原理的讲解外,此环节沟通的要点如下:

(1)角膜塑形镜通过大量的临床验证,明确证实对近视控制的有效。

(2)角膜塑形镜非根治性治疗,其治疗具有可逆性的特点,需长期、规律的坚持配戴。

(3)为保障治疗的有效和安全,需要严格遵医嘱认真戴镜,按时换镜,并配合医师完成随访复查。

2. 验配、摘戴教育、随访复查环节　BP 模式,即在验配、治疗过程中,引导患者的行为,争取患者最大程度的配合。每个环节的治疗要点在本教材的其他对应章节均有详细讲述。

由医学行为管理学引导的患者管理成为了角膜塑形镜治疗成功与否的关键因素。系统的患者管理因为有了良好的验配前沟通,让患者正确的理解了治疗方法,赢得了患者更多的信任度,有效提高了患者的依从性;严谨的摘戴护理教育与系统的追踪随访复查显著降低了并发症的发生率。因此,由医学行为管理学引导的患者管理是角膜塑形镜治疗重要组成部分,需给予高度重视与大力推行。

第二节　角膜塑形镜验配适应证及非适应证

一、眼前节检查的适应证及非适应证

眼前节检查是角膜塑形镜适应证筛选的最重要的一环。眼前节组织共同构成塑形镜的内在环境,健康与否直接影响治疗效果。

(一)睑结膜

检查方法很重要,一般临床较为一致的方法是:翻开上下眼睑,主要是上眼睑,观察穹隆上方三分之二睑板表面,若表面光滑,血管清晰,无滤泡或乳头即可确认健康,若出现轻度充血,滤泡或乳头直径小于 0.5mm 或数量不大于 5 个,无其他临床症状也可视为正常。若血管轻中度以上充血,滤泡或乳头数量多而且个体直径大于0.5mm,结膜表面粗糙,有明显炎性分泌物等其他眼部体征可确诊结膜炎,同时在有条件的情况下最好进行细菌培养,结膜刮片等实验室检查确认炎症性质。

(二)眼表过敏

眼表过敏在青少年儿童中较常见,大约有18%的发病率,多见春季卡他角结膜炎(VKC),常年性过敏性结膜炎(PAC),季节性过敏性结膜炎(SAC),特异性角结膜炎(AKC),或全身疾病诱发的眼过敏,这些过敏性炎症会直接影响镜片配戴,一般原则是:在过敏期发生炎症时停戴。和大多数接触镜配戴一样,眼表过敏症是影响角膜塑形镜持续配戴的重要因素,它使很多适应配戴者转化成非适应证患者。在角膜塑形镜验配临床中每年估计有1%~2%的配镜者因为眼过敏症而停戴或延缓配戴,需要高度重视。

(三)眼睑

倒睫(trichiasis)乱睫(aberrant)在验配者中很常见,以下睑倒睫更多见(内眦赘皮),若不根治会造成角膜长期上皮损伤,在没得到彻底治疗前应作为非适应证。睑缘炎和急慢性泪囊炎在青少年中不多见,一旦确诊在没有治疗痊愈前为非适应证。睑板腺阻塞,睑板腺囊肿(霰粒肿),睑结膜结石,较常见,一般通过手术解决,但多发的,复发频繁或有眼睑炎症相伴时治疗处理很棘手,应为非适应证。

20世纪60~70年代,早期研究角膜塑形的学者就提出了眼睑紧张度和角膜塑形镜塑形有密切关联的观点。有资料表明:眼睑提供眼表面的压力大约在40~60mmHg,目前公认塑形力的主要来源是眼睑力。眼睑过度紧张和松弛都可能对镜片的配适产生影响。

病理性的眼睑闭合不全多有明确的外形特征如眼睑麻痹等,一般通过观察就能明确判断为非适应证。生理性较多见,多发生在高度近视患者,有明显的眼球轴长增加,临床表现类似眼球轴性凸起,眼睑较松弛。若通过配适观察无不良反应者不列入非适应证范畴。

(四)巩膜和球结膜

球结膜充血常发生在视疲劳、环境的各种物理化学刺激、试戴过程中。排除诱因,休息后可恢复,无需特别治疗。要重视在急性结膜炎,角膜炎,巩膜炎时出现的混合充血以及眼内炎症出现的睫状充血,应加以详细检查,一经确诊无疑应视作非适应证。

(五)泪膜

一个完整的泪膜起到角膜上皮保护、异物清除、防御、表面润滑、优视、营养等功能。目前认为泪膜对角膜塑形的形成机制具有明确而重要的意义,因此针对泪膜的完整性所采用的泪膜检测指标显得格外重要,对角膜塑形镜安全配戴有明确的指导作用。目前,对于干眼症的常规检测敏感度较高并且容易操作的还应首选 BUT 检测,泪膜破裂时间至少不低于 10 秒,还要适当结合其他临床指标。干眼症和于此相关的局部和全身疾病如糖尿病等都作为非适应证处理。

(六) 角膜

角膜上皮保护着角膜实质层,维护角膜的透明性,对病原微生物有极强的屏蔽作用,角膜上皮若有缺损或导致基质水肿失去透明,角膜感染也只在上皮有损伤时发生,已知具有很强毒力的铜绿假单胞菌毒素在正常情况下都不能轻易穿透角膜。角膜塑形镜使用过程中上皮脱落的发生率在初期配戴有 15%,多为应激反应性或机械性原因,随着配戴时间延续大约数日会消失。在配戴过程中角膜上皮始终保持完整健康是验配必须遵循的绝对原则。由配戴引起的角膜上皮脱落和病变引起在形态上有不同特点,要重点记录和描述,以便区分。有些配戴者在病史问询中遗漏了病毒性角膜炎的既往史,配戴中出现复发,处理非常棘手,无论何种病毒性角膜炎尤其是单疱病毒都有复发倾向,尤其 10 岁以下儿童多见,此类患者绝对禁忌配戴。另外要关注角膜内皮细胞的健康状态,有条件要做相应的内皮细胞计数检查,角膜内皮细胞数量减少,形态改变,预示角膜某些生理和病理性的变化,多因角膜严重缺氧或眼内病变累及所致,应视作非适应证。

(七) 前房

一般正常人前房深度为 3.0mm,透明清澈即为适应证。近视者较深,远视者较浅。低于 2.00mm 较浅的前房有闭角青光眼的嫌疑,若不做详细检查加以排除时应作非适应证处置。前房混浊多伴随其他眼科疾病,是绝对非适应证。

(八) 虹膜

虹睫炎有时会产生睫状体痉挛,表现出近视现象不能用角膜塑形镜矫正。任何虹膜病变都应视为非适应证。

(九) 晶状体

由晶状体混浊引起的视力下降,如先天性白内障,若经验光后光学矫正视力没有提高或提高不明显者多为形态剥夺性弱视,视作非适应证。

(十) 瞬目频率

正常生理状态下,眼睑靠眼轮匝肌的收缩舒张作用引起眼睑的启闭作用,泪液靠瞬目完成泪液循环,多为非自主性,也可以自主完成。瞬目的频率和程度直接或间接反映眼部的健康状态,瞬目不全,瞬目运动不足或瞬目间隔延长都可导致泪液循环欠佳,泪膜不完整,引起眼干燥反应和角结膜上皮损伤,多见于频繁和长期使用电脑工作者。导致瞬目正常频率发生异常变化的所有眼部疾病都应是非适应证患者。

（十一）瞳孔

一般瞳孔直径变化范围为 2~8mm，一般室内亮度下平均 3~4mm，小于 2mm 为小瞳孔，大于 6mm 为大瞳孔，双眼不等超过 1mm 为异常，测量可采用裂隙灯目测估算或 Hemisphere 瞳孔尺测量，有部分角膜地形图具有测量功能，一般瞳孔过大不适宜角膜塑形镜配戴，患者会因重影、眩光等较差的视觉质量而抱怨。但要排除正常采用扩瞳剂验光或使用其他药物治疗的患者。瞳孔直接和间接对光反应差，强直性缩小或麻痹性增大都是非适应证。

（十二）眼位

眼位偏斜会有双眼视觉的问题，也会有镜片移位现象，不利于配戴。斜视患者应当在视力稳定后及早手术，眼位改善后配戴角膜塑形镜，同时注意双眼视觉训练。调节性内斜，麻痹性斜视应作为非适应证。

（十三）眼压

一般眼压在正常范围就是角膜塑形的适应证。有报道，经过塑形后 IOP 都有不同程度的下降（约 2mmHg），但各类引起眼部病理改变的青光眼是绝对禁忌证。

二、角膜形态及组织学的适应证及非适应证

（一）角膜形态

通常通过角膜地形图观察，有前表面和后表面的曲率分布，分中央区（3~4mm），旁中央区（4~7mm），周边区（7~11mm），角巩缘区（0.5mm）。表达角膜整体屈光能力，一般人类角膜如按 4 个象限来观察，角膜上缘曲率值最大，然后依次为：颞侧→鼻侧→下侧。

1. 圆形（round） 占 22.6%，有两种：一种是角膜屈光力分布均匀一致，从中央到周边总体色调一致，缺少变化，是理想屈光面但不是角膜塑形的理想适应证，所占比例极少（图 3-2-1）。另一种是常见的，角膜表面曲率分布较均匀，但从中央到周边屈光力逐渐减低（图 3-2-2）。前者是常规验配失败率较高的一种图形，但后者是非常适于验配的图形之一。有些球形化角膜目前采用某些非常规设计被证实能达到预期效果，需要进一步研究。

2. 椭圆形（oval） 占 20.8%，角膜中央屈光力分布较均匀，但周边部存在对称性不均匀屈光力分布，屈光分布形态近似椭圆形，表明有周边散光，这类图形临床验配成功率较高，是适应证首选图形之一（图 3-2-3）。

3. 对称领结形（symmetric bowtie） 占 17.5%，分布呈对称领结样，提示存在对称性角膜散光，领结所在的子午线上的屈光力最强，是角膜散光的形态具体表现（图 3-2-4），有些横跨角膜缘形成弓形，一种跨度很大的散光带，不适于常规

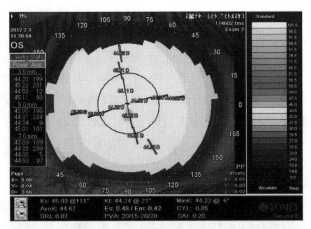

图 3-2-1　不适宜验配角膜塑形镜的球形角膜地形图形态

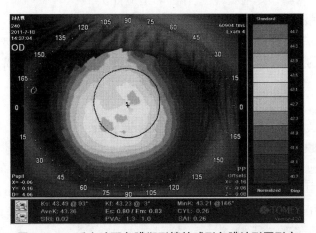

图 3-2-2　适宜验配角膜塑形镜的球形角膜地形图形态

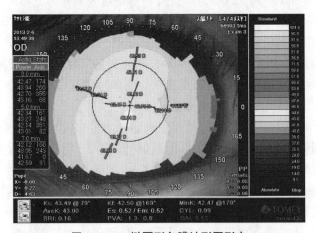

图 3-2-3　椭圆形角膜地形图形态

验配(图 3-2-5)。常规验配对低于 1.50 以下的角膜散光有较高的成功率。但领结形态多有变异,若领结表现边缘过分锐利,缺少过渡色调所谓非红即蓝图形一般塑形效果都不理想,部分原因可能是散光带过硬过陡造成镜片内弧尤其是 AC 或 FC 弧不能很好的封闭,形成不了塑形的内在静水压力,正所谓漏气现象。不是配戴适应证。

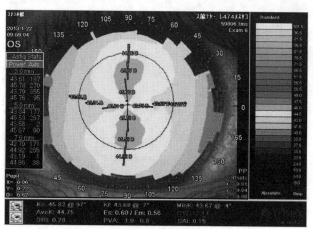

图 3-2-4　对称领结形角膜散光地形图形态 1

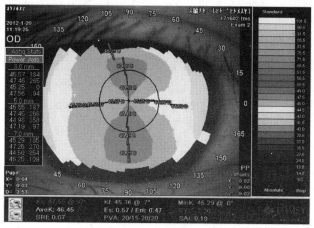

图 3-2-5　对称领结形角膜散光地形图形态 2

4. 非对称领结形(asymmetric bowtie)　占 32.1%,非对称领结分布,上下屈光力大小和面积不同,也有横跨形的,一般和对称形类似(图 3-2-6),但这类图形中多见上下曲率或颞侧和鼻侧曲率差异大的情况,一般差异在 0.50D 以内属于正常但高过 0.75D 以上就会对镜片居中性产生影响,下部曲率大于上部曲率 1.25D（I-S 值）可视为不正常多见于圆锥角膜或外伤后，所有领结样图形普遍存在 SRI 和 SAI 高于正常值的情况，明显说明角膜表面曲率分布相对不均衡，配戴后镜片的居中性不好是这种形态最常见结果，应作为相对适应证选择。

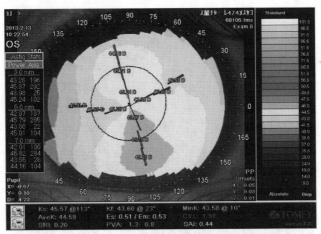

图 3-2-6　非对称领结形角膜散光地形图形态

5. **不规则形（irregular）**　占 7.1%，角膜整体屈光力分布没有规则，或有散在高点或低点，有时中央低平而周边稍高，无规律可循，这种图形可能与泪膜不完整有关，通过当场点滴人工泪液重复检查来排除。有时和图像摄取技术不佳有关，要仔细反复测量后排除。适应证选择要根据具体情况分析，角膜图形实际千变万化，需要认真分析加强实践，有时图形不好并不一定塑形不好，而相反图形好看并不表示塑形会好，诊断性试戴对图形适应证的选择有帮助。

（二）e 值适应证

角膜中央到周边屈光度变化的规律，或叫离心率。本质是对角膜的形态的描述。一般对角膜塑形镜适应证的理想范围在 0.20~0.50 之间，这是一个重要指标，一直引起所有专业人员的关注，很多设计理念也是以这个参数为依据的，但有不同意见，首先各种仪器采集的 e 值数据往往不一致，无法比较。其二：对于一般验配人员这个数值过于抽象，对实际验配无明确指导意义，建议可按角膜地形图上显示的 3-5-7 区环均数值或角膜各均环能量来比较环之间的差异判断角膜中央和周边的形态变化（图 3-2-7），同时用这个方法指导 AC 弧的选择一次成功率很高，但在高角膜散光时需要调整，调整要依设备的特点来定。

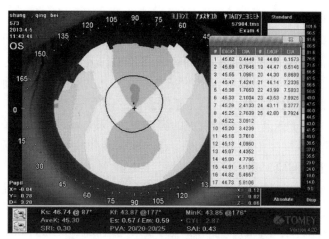

图 3-2-7　角膜地形图显示各均环能量

（三）角膜直径适应和非适应证

大多用水平距离虹膜直径（HVID）替代，国人正常范围在 11.50mm 之间，小于 10mm 为小角膜，大于 12.50mm 为大角膜。测量方法最好还是用瞳距尺，在眼科用聚光灯点亮后在臂长距离内，检查者闭一只眼，测量水平相穿过瞳孔中心的虹膜颞侧和鼻侧缘的距离。地形图测量往往会受到被检测者角膜顶部到摄像头之间距离的影响有很大偏差。一般选择角膜直径 10.50~12.00 验配角膜塑形镜为佳。镜片的直径应选角膜直径的 90%，必要时选 95%，这要根据年龄，屈光度大小，角膜曲率值来具体分析，一般不选大于角膜直径的镜片，理由是，角膜缘富含角膜干细胞，是角膜表皮再生的源泉，这个部分需要避免机械性刺激或损伤。现代角膜塑形镜对镜片直径有较为严格的要求，需要重视和掌握。

（四）角膜矢高适应和非适应证

对适配很重要但缺少具体的方法精确测量，OCT 前节测量是个方法，国际上已有开展，但设备过于昂贵，不易推广。角膜近巩膜根部到角膜顶点的垂直距离大约 2.5mm，镜片理论上要配合角膜的矢高相吻合，但缺少临床测试方法影响预判，较常用的还是根据地形图的形态表现作出推理，一般地形图也都使用角膜侧剖面曲线来描述，还可以用试戴法，根据 BC 直径和镜片直径之间的关系做判断，如一般同一直径镜片缩小基弧直径可增加镜片矢高，以此类推。一般角膜矢高过陡或矢高很低平者都不是最佳适应证患者，验配者多依经验做出判断。

（五）角膜应力学因素

角膜为维持持久而恒定的屈光力必须保持固定形状，一般靠眼内压（IOP）来维持，正常为 10~21mmHg。角膜能承受的压力也非常强，通过实验发现当角膜受到每平方厘米 50mmHg 以上的压力时才会发生混浊和水肿。角膜弹性和韧性用于防外力打击。角膜为维持屈光表面的恒定性,通常是靠泪膜的膜张力和角膜基质以及后弹力层张力来完成,角膜的前表面上皮和前弹力层基本起到维护和支撑泪膜张力的作用,目前研究表明角膜的上皮层和前弹力层不具备张力,相反基质和后弹力层具有较强的张力。角膜上皮虽然不参与前表面的力学分布,但它对维护泪膜的张力起到了至关重要的作用,上皮的细胞表面的绒毛结构有极其强的分子抓附力,类似壁虎的脚爪面,临床上可以发现当角膜上皮受损面过大,镜片就因缺少附着力而易滑落(原来有很好的适配状态),所以也充分的说明了角膜上皮健康对塑形镜的重要性。泪膜的张力由于泪液循环因素不会永远维持某一固定状态不变,它是通过眼睑的较高频率瞬目产生的推挽作用来维持张力平衡,类似汽车前窗刮水器的原理,因此眼睑的压力是维护眼表健康的重要因素,一般来自眼外肌的力量和眼睑力量共同组成眼外压力,和眼内压形成了相互基本平衡的拮抗力,角膜处于这些力的中心位置。眼睑压力在开睑状态力学方向并不是垂直正对角膜的,因此它虽然大于眼内压,但它的力量被分解了,眼外肌压力也大约如此,据研究认为眼表这些压力总和大约 46~67mmHg,通过实验和计算也表明开睑时眼睑压力和眼表面张力基本持平。推算眼睑在睡眠时应该比开睑时施予角膜面的压力要大,因为此时其压力是垂直于眼表的,这可能就是角膜塑形的力学基础。

眼睑在闭睑状态时眼睑压力不足以引起角膜形状的改变,这是因为眼睑内表面光滑湿润,弧面又和眼表面贴合,力被均匀化分解了。但戴上一个内表面是反转几何设计的镜片情况显然就不同了,由于镜片 BC 弧是明显平于角膜弧度,实质上代替了眼睑的原内表面,原眼睑均匀释放于眼表的较弱的力被聚集集中通过镜片传递到处于压力中心的角膜前表面,确切地说就是 BC 弧这个位置,角膜的应力发生明显的变换,塑形机制开始发挥作用。

角膜塑形镜利用镜片后表面形成的 RC 弧的泪液积聚产生的静液压或负压,围绕中央区(BC)形成了强力的推挽作用,所谓正压,而周边弧的泪液或类似虹吸作用被不停的吸入到 RC 弧,补充推挽造成的泪液流失,形成了一个小循环体系。镜片像吸盘一样吸附在角膜面形成了对角膜 BC 光学区持续而稳定的液压,逐步让角膜按镜片给予的形态发生变化,这就是角膜塑形最初的英文含义——molding。上皮细胞由于来自周边的膜张力和中央压力造成移行,从中央和周边向 RC 弧处堆积,这可能是牛眼环(Bull eye)的形成基础。要具备几个必要条件:①来自眼睑的正向压力;②充足的泪液循环;③镜片相对封闭性;④ RC 弧有来自周边的足够的泪液积聚(不能有气泡);⑤ BC 弧要保持至少 10μm 的泪液层空隙;⑥ PC 弧要适度的翘起以便积聚泪液;⑦眼球规则运动帮助泪液循环流动;⑧甚至包括镜片的重量参与。压力也会造成更深层次的角膜变化,首当其冲的当然是角膜基质层,至少是前基质层,一般认为有前基质层和后基质层之分,后基质层有时叫基质床,大约有 250μm 厚度,大部分学者认为它和后弹力层构成了角膜基本张力,多数情况是不能触碰的。基质板层透明胶原纤维之间通常以垂直的黏附力和水平相向剪切力保持柔性和张力平衡,当角膜中央遇到压力后板层之间会形成剪切力,向隆起的周边运动,基质板层间的受力移位或叫流动,也许就是角膜弹性作用,形成角膜基质中央的纤维密度降低可能是形成光学区的生物学基础,稳定光学区才是形成角膜塑形效果能相对稳定的根源,这类似于角膜基质环的原理,形成这样一个环是改变角膜表面应力的重要因素,是塑形能在脱镜后稳定维持的物理生理基础。有研究表明快速的受压一般会快速反弹,而塑形是一种缓慢施压的结果,基质的作用机制能解释很多超乎寻常的高度近视矫正案例,也许也能解释高散光矫正效果不佳,或许是基质受力不均匀所致。角膜的基质塑形变化机制可能还可以解释某些特征性的视觉质量问题,如叠影和眩光,今后要进一步研究。

一个良好的塑形是镜片设计和个体生物塑形反应能力的结合。要考虑患者一日的反弹率,患者原本的塑形潜力,眼部的生理和形态条件,外在环境和内在心理因素等。因此要尊重角膜塑形的生物学规律,把握好预期,不做过高的预判和承诺,调整好医患心理预期这也也是一种重要的适应证选项。

（郭　曦　张　河　范海妍　谢培英）

第四章　角膜塑形镜验配流程

第一节　建立病历档案

角膜塑形镜是直接配戴在患者眼表的医疗器械,对于每一位配戴角膜塑形镜的患者都必须建立完整的病案,以便以后的验配复查和资料查询。

角膜塑形镜病案书写应当客观、真实、准确、及时、完整、规范。病案书写时要求做到规范使用医学术语,文字工整,字迹清晰,表述准确,语句通顺,标点正确。

初诊病案书写内容应当包括就诊时间、主诉、现病史、既往史,眼部阳性体征、必要的阴性体征,验光和辅助检查结果,诊断及治疗意见,镜片试戴记录,镜片处方,知情同意书和医师签名等。

复诊病案书写内容与初诊病案基本相同,但应该同时注重镜片情况的变化,包括就诊时间、主诉、病史、必要的眼部检查和辅助检查结果、镜片配适状态,镜片状态,诊断、治疗处理意见和医师签名等。

在远程网络技术发达的现在,患者的病案可以直接输入角膜塑形镜电子病历管理系统得到有效管理。谢大夫团队历经 10 年编制出我国第一部眼视光医学电子病历管理系统、建立了我国第一个眼视光医学网络系统,并在国内外数十处终端进行了成功测试。

角膜塑形镜电子病历管理系统是协助眼科医师、眼视光医师和验光人员规范准确地完成角膜塑形镜验配的眼视光医学电子病历软件。软件系统依照角膜塑形镜的验配流程编辑了相对应的患者基本信息和检查信息、镜片验配过程、镜片订制过程等,使验配人员在按顺序检查的同时完整地采集和记录就诊患者的全部信息(包括基本情况、各项检查数据、照片和视频、诊断和处方等),并能够随时调出查阅、印刷和(或)统计分析。电子病历的完整流程可以规范检查者的验配程序,做到不丢项、不落项,只要跟随电子病历系统流程操作,即可以做到规范准确验配。

角膜塑形镜电子病历管理系统可促进角膜塑形镜验配的规范化操作,提供完善的患者资料管理,可以用于管理患者,医师教学,科研数据查询、统计,并可在一定范围内做到资源共享。特别突出的是医师的远程教学和远程会诊,通过网络医师们可以在世界各地不受距离和地域的影响同时讨论同一个病例,达成共识。

采用电子签章系统使角膜塑形镜电子病历系统具有法律文件的效果。

一、初诊病案

见图 4-1-1。

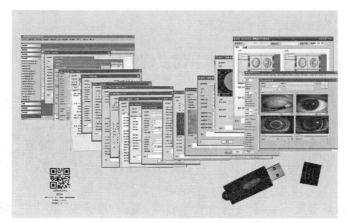

图 4-1-1　眼视光电子病历系统

（一）病案首页

对初诊患者的病案进行实时分类、编号和首页录入,为存档和查询提供快捷(图 4-1-2)。

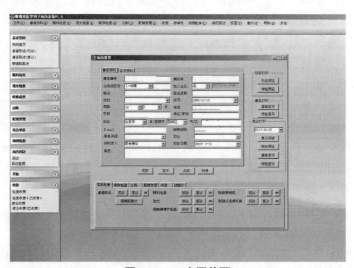

图 4-1-2　病历首页

（二）询问病史

询问病史,了解患者病情的发生、发展情况,既往史和家族史,既往验光配镜情况和近视眼矫治情况等（图4-1-3）。了解患者病史可辅助医师为患者选择治疗方案和预期患者预后。

图 4-1-3 患者陈述

（三）检查

进行常规眼科检查和角膜塑形镜验配所需的特殊眼视光检查并记录于电子病历的相应页面中。可以记录图片和视频,真实、形象的记录病情的变化,充分发挥电子病历的优势（图4-1-4~图4-1-7）。

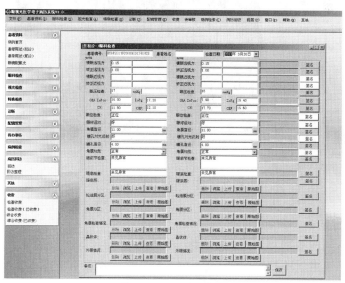

图 4-1-4 眼科检查

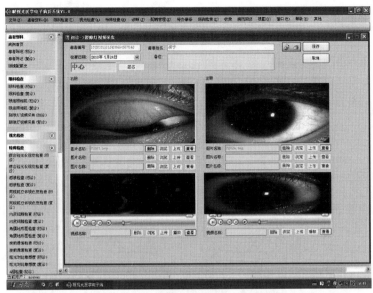

图 4-1-5　裂隙灯检查图片及视频记

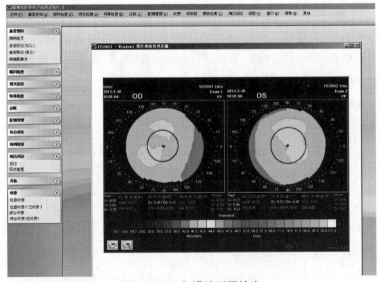

图 4-1-6　角膜地形图检查

（四）验光

按照不同的需求可以进行散瞳检影、电脑验光仪等客观验光,综合验光仪和插片验光等主觉验光等,并记录于电子病历中。综合验光仪验光可以完整记录患者屈光状态和双眼视觉功能,指导角膜塑形镜验配(图 4-1-8)。

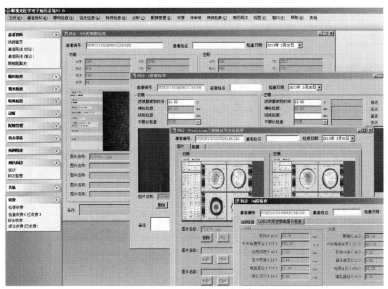

图 4-1-7　角膜塑形镜验配相关特殊检查

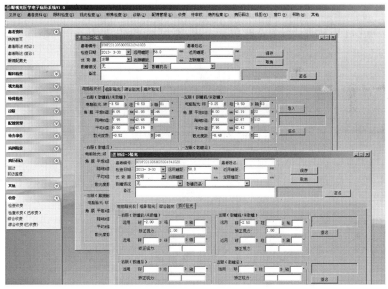

图 4-1-8　验光

（五）诊断

结束所有询问和检查之后,根据检查结果进行疾病诊断,并根据患者需求确立治疗方案(图 4-1-9)。

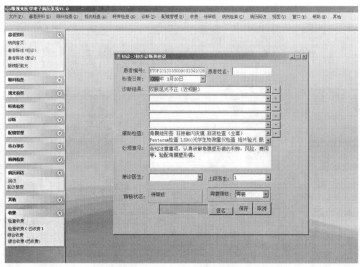

图 4-1-9　诊断和建议

(六) 镜片试戴

认真向患者和其家属讲解病情和治疗计划,告知治疗方法的优越性和可能出现的并发症及意外,告知防止并发症和意外出现的方法,在充分和患者及家属沟通后进行角膜塑形镜镜片试戴。具体试戴和验配方法详见相应章节(图4-1-10)。

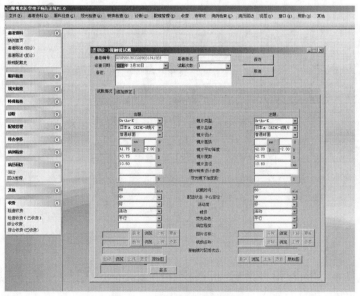

图 4-1-10　镜片试戴记录

（七）处方

根据试戴结果,综合检查验光结果给出处方(图 4-1-11)。

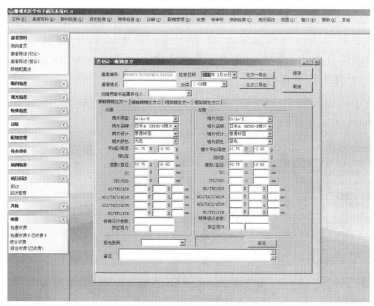

图 4-1-11 配镜处方

（八）订镜

通过电子病历订镜系统直接与镜片生产厂关联,患者和验配医师可以通过网络实时关注镜片的加工、运输全过程(图 4-1-12)。

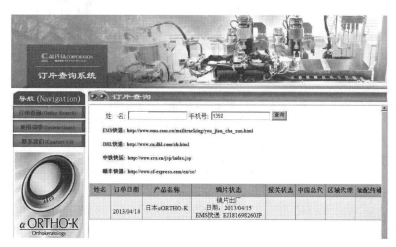

图 4-1-12 订片查询系统

（九）取镜和摘戴护理培训

患者接到取镜通知后亲自到验配机构去取镜,并接受系统、全面、专业的镜片摘戴护理培训。(注:摘戴护理流程见相应章节。)

（十）随访复查计划

根据患者的病情和戴镜情况,医师为患者制定完整细致的随访复查方案,认真告知随访复查的原因和必要性,取得患者信任并提高患者的依从性。

（十一）打印病历存档

当整个初诊的检查、试戴、验配、订镜、摘戴培训等结束后,将整个病历整理打印,医师确认签字存档(图 4-1-13)。

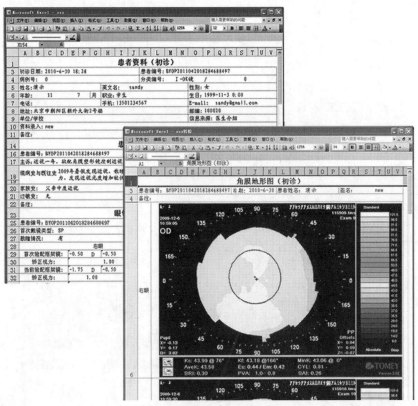

图 4-1-13　打印病历存档

二、复诊病案

复诊病案的流程和注意事项与初诊基本相同,另外还需进行镜片配适状态和镜片状态的检查。

电子病历可以完整保存文字及图像信息,可以将戴镜不同时期的情况详细记录并保存。

三、完整的病例检索系统

病历管理系统可提供完善的分类资料管理,可以通过不同的关键词查询患者的相关检查和治疗记录(图4-1-14)。

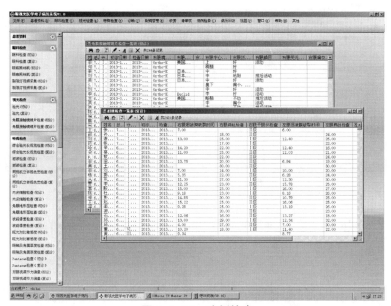

图4-1-14　病例检索

四、患者管理体系

帮助每一位患者制定完善的治疗和随访复查方案,并能做到定时随访复查、换镜提醒。遵循电子病例的流程,确保患者能够健康、安全的配戴接触镜。定期回访,了解患者戴镜情况,出现问题及时处理。

五、数据检索统计

根据关键词检索可帮助医师总结、分析、统计各部分数据资料,用于总结、科研和教学(图4-1-15)。

六、远程会诊和远程教学

对于验配角膜塑形镜的疑难病例,电子病历系统可以快捷而完整的进行远程病例讨论、经验交流,指导试戴片的选择和处方。可以给各终端以技术支持和资源共享(图4-1-16)。

内皮细胞汇总信息

姓名	年龄	性别	病历号	初诊日期	检查日期	右眼AVE	右眼MAX	右眼MIN	右眼NUM	右眼CD	右眼SD	右眼CV	右眼6A	左眼AVE	左眼MAX	左眼MIN	左眼NUM	左眼CD	左眼SD	左眼CV	左眼6A	备注
	10	女		#######	########	281	568	92	86	3558	92	34	54	297	614	90	90	3367	105	35	57	
	15	女		2012-3-4	2012-3-4	341	976	77	77	2932	160	46	40	277	607	129	74	3610	98	35	62	
	14	女		#######	########	341	756	116	83	2932	113	33	63	323	746	121	80	3095	100	30	80	
	12	男		#######	########	277	483	77	72	3610	95	34	61	288	576	82	84	3472	105	36	55	
	12	男		#######	2012-2-7	300	529	100	77	3333	90	30	65	312	565	95	82	3205	108	34	61	
	11	女		2012-1-6	########	298	731	77	100	3355	113	37	63	310	545	126	100	3225	90	29	57	
	11	男		#######	########	343	635	121	77	2915	111	32	70	342	627	85	84	2923	98	28	76	
	13	女		#######	########	201	563	51	97	3558	90	32	69	284	537	90	94	3521	98	34	59	
	9	女		#######	########	294	862	43	66	3401	160	54	52	317	860	69	68	3154	160	60	43	
	11	女		#######	########	315	557	111	74	3174	90	28	74	328	942	82	73	3048	134	40	62	
	21	男		#######	########	322	565	108	82	3105	82	25	77	316	725	118	81	3164	111	35	58	
	28	男		#######	2012-2-4	353	746	18	72	2832	123	34	46	315	821	72	75	3174	139	44	49	
	13	女		#######	########	298	521	113	91	3355	103	34	60	290	594	59	99	3440	100	34	63	
	11	男		#######	########	290	638	118	86	3448	92	31	71	294	632	113	75	3401	100	34	65	
	11	男		#######	########	306	847	49	108	3267	111	36	59	310	607	100	92	3225	111	35	53	
	10	女		#######	2012-2-4	283	472	95	73	3533	92	32	67	278	663	80	75	3597	90	32	65	
	10	女		#######	########	275	666	72	96	3636	105	39	54	288	635	123	89	3472	90	31	75	
	9	男		#######	2012-4-7	330	715	67	86	3030	126	38	53	316	658	111	85	3164	113	35	61	
	10	女		#######	########	374	798	139	90	2673	121	32	72	350	645	90	83	2793	111	31	72	
	13	女		#######	########	307	581	98	71	3257	95	30	77	316	508	152	72	3164	80	25	81	
	9	女		#######	########	279	702	111	79	3584	98	35	66	256	578	69	99	3906	108	42	46	
	12	女		#######	########	327	627	108	76	3058	98	29	59	308	764	113	79	3246	108	35	71	
	14	女		#######	########	306	547	136	67	3267	80	26	90	316	578	113	77	3164	108	34	73	
	14	女		2011-9-4	########	299	547	77	80	3344	100	33	48	275	511	77	82	3636	85	30	55	
	10	女		2011-9-4	2012-4-2	346	573	165	86	2890	85	24	80	348	723	129	85	2873	100	28	74	
	10	女		2011-9-2	########	545	1079	139	75	1834	219	40	57	326	715	98	73	3067	157	49	52	
	9	男		#######	2012-2-9	358	635	157	79	2793	108	30	62	330	583	139	72	3030	95	28	76	

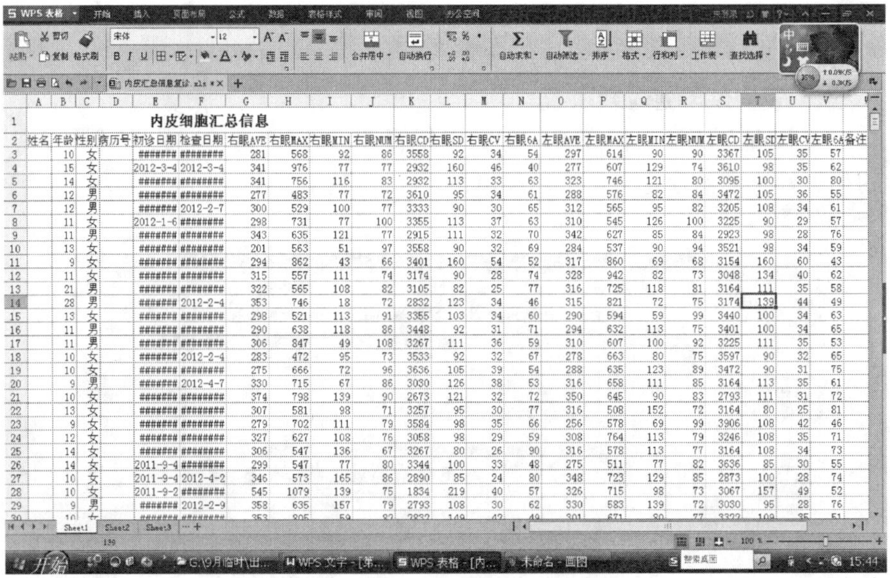

图 4-1-15　内皮细胞数据统计

通过互联网络可以实现远程教学，规范基层眼视光医师的角膜塑形镜的验配。也可通过网络教育指导患者认真配戴镜片。

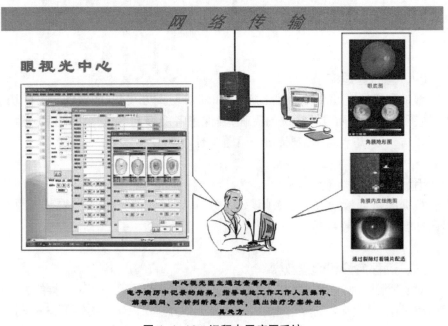

图 4-1-16　远程电子病历系统

七、国内外眼视光电子病例的使用情况

随着互联网的普及,电子病历的使用在很多地方已经成为常规。我国卫生部组织了电子病历编写委员会。HL7 CHINA 也在组织编写标准化的电子病历系统旨在与国际 HL7 系统一致。

目前的电子病历系统多是住院病历记录,收费管理,专科电子病历还较少。

谢大夫团队编制的眼视光专科电子病历系统是目前在国内唯一的一份视光专科电子病历。以谢大夫团队为核心眼视光电子病历延伸到全国甚至全世界,眼视光医师严格遵循角膜塑形镜电子病历系统的指导进行规范验配,即可统一标准,统一平台,做到互惠互通,数据交换,资源共享。

HL7 等各国的电子病历系统都各成体系,每个国家有自己的管理,各国正在努力使各国系统有统一编码做到信息互识、数据交换和资源共享。

（迟　蕙　谢培英）

第二节　试戴片选择

一、角膜塑形镜试戴目的和重要性

角膜塑形镜试戴目的是评估角膜和镜片之间的匹配关系。镜片是戴在角膜表面的,每个人角膜的形状、屈折力都不同,每片角膜塑形镜都要根据患者不同的角膜曲率来定制。试戴过程中,通过进行荧光染色评估,可以进行微小的调整,选择最适合患者角膜形状的镜片,避免镜片处方的偏差,使镜片的配适达到最好的效果。

试戴是整个验配流程中最为关键的一个步骤,使用试戴镜片系列不仅可以获取有用的配适信息、指导处方、观察患者眼表有无不良反应,患者的接受程度,还可在某种程度上评价角膜塑形镜的塑形效果。角膜塑形镜试戴可以进一步判断患者是否真的适合配戴角膜塑形镜。虽然我们在前面的检查很仔细和全面,但是一些因素是无法通过检查获得的,必须通过试戴来确认。一是眼睑过紧造成镜片偏位无法居中,这种情况在亚洲地区更为多见。二是角膜表面不规则,张力不均匀,导致易发生偏位。虽然这些患者检查后属于角膜塑形镜治疗的适应人群,但往往通过试戴才能发现问题。从临床获得实际数据中可以得到,不经过试戴而选定一副适合验配者的角膜塑形镜的验配成功率大概是 80%,而经过试戴后选定的镜片验配成功率达到 97%。所以试戴可提高验配的成功率。

二、角膜塑形镜试戴片的规格

角膜塑形镜片主要选择的参数包括:基弧（BC）、平行弧（AC）、降度设计、以

及镜片的总直径(OAD)。不同厂商、不同加工实验室有不同的设计方案,对各种参数的描述有所不同,一般会以一代码来表示不同的数值,有些镜片甚至会提出更详细的设计参数选择,如反转弧(RC)曲率或矢高,各弧段宽度等。不同品牌会给出不同的选片原则,验配医师必须根据他们所提供的验配手册,尽快熟悉和掌握其验配技巧。

一般来讲,角膜塑形镜试戴片的规格(图4-2-1):镜片的总直径(OAD)为10.2~11.0mm,降度范围为-1.0~-6.0D,平行弧或定位弧(AC)曲率范围为39.00~46.00D,每0.25D或0.50D为一档,梯度递增。

Flat K	-1.00	-1.25	-1.50	-1.75	-2.00	-2.25	-2.50	-2.75	-3.00	-3.25	-3.50	-3.75	-4.00	-4.25	-4.50	-4.75	-5.00	-5.25	-5.50	-5.75	-6.00
39.00	9.06	9.12	9.18	9.25	9.31	9.38	9.44	9.51	9.57	9.64	9.71	9.78	9.85	9.93	10.00	10.07	10.15	10.23	10.31	10.38	10.47
39.25	9.00	9.06	9.12	9.18	9.25	9.31	9.38	9.44	9.51	9.57	9.64	9.71	9.78	9.85	9.93	10.00	10.07	10.15	10.23	10.31	10.38
39.50	8.94	9.00	9.06	9.12	9.18	9.25	9.31	9.38	9.44	9.51	9.57	9.64	9.71	9.78	9.85	9.93	10.00	10.07	10.15	10.23	10.31
39.75	8.88	8.94	9.00	9.06	9.12	9.18	9.25	9.31	9.38	9.44	9.51	9.57	9.64	9.71	9.78	9.85	9.93	10.00	10.07	10.15	10.23
40.00	8.82	8.88	8.94	9.00	9.06	9.12	9.18	9.25	9.31	9.38	9.44	9.51	9.57	9.64	9.71	9.78	9.85	9.93	10.00	10.07	10.15
40.25	8.77	8.82	8.88	8.94	9.00	9.06	9.12	9.18	9.25	9.31	9.38	9.44	9.51	9.57	9.64	9.71	9.78	9.85	9.93	10.00	10.07
40.50	8.71	8.77	8.82	8.88	8.94	9.00	9.06	9.12	9.18	9.25	9.31	9.38	9.44	9.51	9.57	9.64	9.71	9.78	9.85	9.93	10.00
40.75	8.65	8.71	8.77	8.82	8.88	8.94	9.00	9.06	9.12	9.18	9.25	9.31	9.38	9.44	9.51	9.57	9.64	9.71	9.78	9.85	9.93
41.00	8.60	8.65	8.71	8.77	8.82	8.88	8.94	9.00	9.06	9.12	9.18	9.25	9.31	9.38	9.44	9.51	9.57	9.64	9.71	9.78	9.85
41.25	8.54	8.60	8.65	8.71	8.77	8.82	8.88	8.94	9.00	9.06	9.12	9.18	9.25	9.31	9.38	9.44	9.51	9.57	9.64	9.71	9.78
41.50	8.49	8.54	8.60	8.65	8.71	8.77	8.82	8.88	8.94	9.00	9.06	9.12	9.18	9.25	9.31	9.38	9.44	9.51	9.57	9.64	9.71
41.75	8.44	8.49	8.54	8.60	8.65	8.71	8.77	8.82	8.88	8.94	9.00	9.06	9.12	9.18	9.25	9.31	9.38	9.44	9.51	9.57	9.64
42.00	8.39	8.44	8.49	8.54	8.60	8.65	8.71	8.77	8.82	8.88	8.94	9.00	9.06	9.12	9.18	9.25	9.31	9.38	9.44	9.51	9.57
42.25	8.33	8.39	8.44	8.49	8.54	8.60	8.65	8.71	8.77	8.82	8.88	8.94	9.00	9.06	9.12	9.18	9.25	9.31	9.38	9.44	9.51
42.50	8.28	8.33	8.39	8.44	8.49	8.54	8.60	8.65	8.71	8.77	8.82	8.88	8.94	9.00	9.06	9.12	9.18	9.25	9.31	9.38	9.44
42.75	8.23	8.28	8.33	8.39	8.44	8.49	8.54	8.60	8.65	8.71	8.77	8.82	8.88	8.94	9.00	9.06	9.12	9.18	9.25	9.31	9.38
43.00	8.18	8.23	8.28	8.33	8.39	8.44	8.49	8.54	8.60	8.65	8.71	8.77	8.82	8.88	8.94	9.00	9.06	9.12	9.18	9.25	9.31
43.25	8.13	8.18	8.23	8.28	8.33	8.39	8.44	8.49	8.54	8.60	8.65	8.71	8.77	8.82	8.88	8.94	9.00	9.06	9.12	9.18	9.25
43.50	8.08	8.13	8.18	8.23	8.28	8.33	8.39	8.44	8.49	8.54	8.60	8.65	8.71	8.77	8.82	8.88	8.94	9.00	9.06	9.12	9.18
43.75	8.04	8.08	8.13	8.18	8.23	8.28	8.33	8.39	8.44	8.49	8.54	8.60	8.65	8.71	8.77	8.82	8.88	8.94	9.00	9.06	9.12
44.00	7.99	8.04	8.08	8.13	8.18	8.23	8.28	8.33	8.39	8.44	8.49	8.54	8.60	8.65	8.71	8.77	8.82	8.88	8.94	9.00	9.06
44.25	7.94	7.99	8.04	8.08	8.13	8.18	8.23	8.28	8.33	8.39	8.44	8.49	8.54	8.60	8.65	8.71	8.77	8.82	8.88	8.94	9.00
44.50	7.89	7.94	7.99	8.04	8.08	8.13	8.18	8.23	8.28	8.33	8.39	8.44	8.49	8.54	8.60	8.65	8.71	8.77	8.82	8.88	8.94
44.75	7.85	7.89	7.94	7.99	8.04	8.08	8.13	8.18	8.23	8.28	8.33	8.39	8.44	8.49	8.54	8.60	8.65	8.71	8.77	8.82	8.88
45.00	7.80	7.85	7.89	7.94	7.99	8.04	8.08	8.13	8.18	8.23	8.28	8.33	8.39	8.44	8.49	8.54	8.60	8.65	8.71	8.77	8.82
45.25	7.76	7.80	7.85	7.89	7.94	7.99	8.04	8.08	8.13	8.18	8.23	8.28	8.33	8.39	8.44	8.49	8.54	8.60	8.65	8.71	8.77
45.50	7.71	7.76	7.80	7.85	7.89	7.94	7.99	8.04	8.08	8.13	8.18	8.23	8.28	8.33	8.39	8.44	8.49	8.54	8.60	8.65	8.71
45.75	7.67	7.71	7.76	7.80	7.85	7.89	7.94	7.99	8.04	8.08	8.13	8.18	8.23	8.28	8.33	8.39	8.44	8.49	8.54	8.60	8.65
46.00	7.63	7.67	7.71	7.76	7.80	7.85	7.89	7.94	7.99	8.04	8.08	8.13	8.18	8.23	8.28	8.33	8.39	8.44	8.49	8.54	8.60

图 4-2-1　试戴片参数表

三、选择试戴片

试戴镜片的选择主要有计算法、计算机软件设计法和经验法。首先可以根据各厂商提供的设计方案和选片原则,将患者的屈光度,角膜曲率和角膜直径值、角膜地形图各数值,输入计算机设计软件或采用计算方法选择试戴镜片。主要选择的参数包括:角膜塑形镜片的基弧(BC)、平行弧(AC)、降度设计(Power)镜片的总直径(OAD)。在此基础上可以根据配适评估及追加矫正,对各设计参数提出修改建议,使厂商在加工时进行相应的调整。

(一)平行弧参数的选择

平行弧位于反转弧和镜片边缘之间,是和角膜相接触的弧度,与角膜相平行匹配,在镜片中心定位中起很大作用。首先通过检查确定角膜平坦K值(FK)、陡峭 K 值(SK)、平均 K 值(MK),其值可通过角膜曲率仪和角膜地形图获得。相对于角膜中央区的两条主子午线的曲率值,比较准确的测量是角膜曲率仪。影响产生角膜地形图测量误差的因素比较多,每台仪器都需要定期进行校验检测,以尽量降低误差值。一般选择角膜的 FK 值作为试戴镜片的平行弧参数。平行弧的参数和镜片的位置与配适效果有关,主要靠试戴评估来调整和确定。

(二)降度设计的选择

确定所要降低的近视度,必须经医学验光程序准确获得单眼和双眼在视远和视近状态的屈光度。如果角膜散光超过 1.25D,要计算等效球镜度。近视超过 -4.00D,则根据顶点距离效应进行换算,如 -5.00D 换算为 -4.75D,-6.00D 换算为 -5.50D。

(三)基弧的选择

基弧的选择可通过计算的方法或由计算机软件获取来确定。

1. 参数计算法　一般将 FK 减去要降低的近视度数,再减去 0.50D 或 0.75D,算出试戴片的基弧。基弧可用曲率值(D)或曲率半径值(mm)来表示,通过计算或查表进行转换。

2. 计算机软件法　提供角膜曲率数值、角膜地形图资料(包括 e 值)、验光度数等信息后,该计算机软件根据一定的计算函数得出试戴镜片的参数,将计算得到的参数选定试戴镜片给患者试戴,再根据荧光评价修改有关的参数。甚至有些软件可以输入角膜地形图后类比镜片配戴后荧光评价效果。

(四)镜片总直径(OAD)的选择

镜片总直径由角膜直径决定,由于角膜与巩膜之间的分界线为半透明的角巩缘,角膜边缘的界限比较难确定,因此临床上常用水平可见虹膜直径(horizontal visible iris diameter,HVID)即可以看见的虹膜的直径,来表示角膜的大小。可利用直尺直接测量或裂隙灯显微镜、电脑验光仪附带的测量功能,或角膜地形图进行测量。

1. 直尺直接测量法　直尺直接测量。一般的直尺的最小刻度为 1mm,在读数时存在眼睛读数的视觉偏差,测量的结果有较大的误差。

2. 裂隙灯显微镜法　有些裂隙灯显微镜的目镜中有一定规格的标尺,在裂隙灯下可以用目镜中的标尺衡量 HVID 的大小。

3. 电脑验光仪法　有些电脑验光仪附带测量角膜大小的功能,在做电脑验光的同时将功能切换到角膜大小测量,该种测量的精度与仪器的校准及精度有关。

4. 角膜地形图法　在角膜地形图测量程序里,测量角膜左右边缘两点的距离,获得角膜地形图像后点击角膜水平径线上的两端点,读出距离读数。

一般角膜塑形镜片的总直径选择比 HVID 少 1.0~1.5mm,如 HVID 为

12mm,镜片直径最好选 10.5mm 或 11.00mm。

(郭 曦 张 缨 谢培英)

第三节 配适评估和调整

一、配适评估

评估试戴片的配适情况是成功验配角膜塑形镜的关键步骤。初戴角膜塑形镜会有一定的异物感,刺激性频繁瞬目或无法配合开睑检查。刺激性泪液的分泌较多时会影响镜片的稳定性,对荧光评估产生干扰,或产生泪液透镜的补偿作用,影响镜片降度设计参数确定的准确性。所以进行镜片评估的最重要的前提是适应配戴。即达到患者可耐受镜片的异物感、可自然平视、瞬目且泪液稳定。一般戴镜 40 分钟以上即可适应配戴。根据个体耐受程度的差异可适当延长戴镜适应时间。

泪液稳定后,用荧光试纸进行染色,采用裂隙灯弥散式投照法在钴蓝光下进行配适评估,如果在裂隙灯的观察系统前加上黄色滤光片后,看到的荧光图会更加明显,也容易进行评估。

(一)评估镜片的中心定位和移动度

镜片的中心定位良好和适宜的活动度是配适成功的前提。

1. 中心定位 镜片垂直和水平的坐标偏位≤0.5mm 为理想配适。静止位置允许中心略偏下方。

2. 移动度 良好配适瞬目时镜片会延垂直方向产生 1~2mm 的匀速移动。希望降低的近视度数越高或角膜中央越陡,初始时活动度应该预留的越大,随着配戴时间的加长,中周部角膜组织有变厚倾向,活动度会减小。

(二)荧光素染色镜片各弧区显像评估

注意暗区和亮区(泪液存留)的形态、范围、是否规则、有无镜片的黏附、有无气泡存在等。

1. 基弧区(图 4-3-1) 呈现荧光素淡染的相对暗区,这一区域内泪液层较薄(约 10μm)。依据降度设计的不同,镜片与角膜之间的接触面积在 2~5mm 范围内变化,希望降低的近视度数越高,初始时接触面积越小。固定的降度设计,随着配戴时间的延长,角膜塑形形态的变化,接触面积会相应增大。

2. 反转弧区(图 4-3-2) 镜片与角膜之间有很厚的泪液层,染色后呈 360°环形规则浓绿色亮环,希望降低的度数越高,初始时这一亮环越宽。

3. 平行弧区(图 4-3-3) 呈现荧光素淡染的相对暗区,镜片与角膜保持平行状态,泪液层较薄。

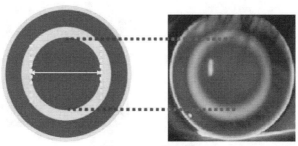

图 4-3-1　基弧区

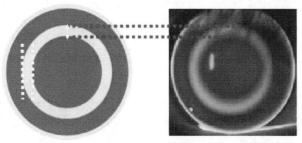

图 4-3-2　反转弧区

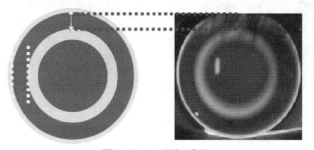

图 4-3-3　平行弧区

4. 周边弧区（图 4-3-4）　镜片边缘翘起，以促进泪液交换。该区镜片与角膜之间泪液层很厚，染色后呈 360° 浓绿色亮环。

（三）整体配适状态的评估

根据荧光素的分布情况，可将配适分为以下几类：

1. 最佳配适（图 4-3-5）　镜片中心定位及移动度适宜。基弧区呈规则的圆形暗区；反转弧区呈宽度均匀的绿色环形亮区；平行弧区呈均匀环形暗区；边缘弧区呈鲜绿色环形亮区。

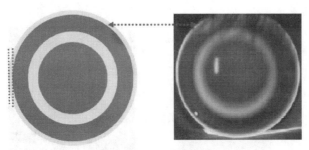

图 4-3-4　周边弧区

2. 偏紧配适（图 4-3-6）　镜片偏位或居中,移动度小。基弧暗区面积小;反转弧区呈宽大绿色亮区甚至可见较大的气泡;定位弧区或边弧区较狭窄,瞬目荧光素泪液交换差。陡峭配适易导致取镜不易、角膜反复点染、镜片偏位、矫正视力不佳、重影等问题。

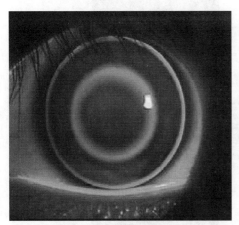

图 4-3-5　最佳配适

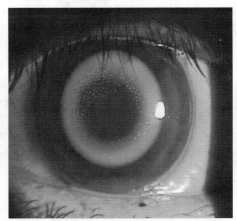

图 4-3-6　偏紧配适

3. 偏松配适（图 4-3-7）　镜片偏位,移动度较大。基弧区暗区面积较大:反转弧较宽;定位弧下方呈游离状绿色荧光素充盈,使 360° 环形暗区的定位弧缺如。因镜片活动度较大,在较短时间内镜下荧光素随瞬目流失,呈无染色状态。平坦配适易导致镜片偏位,低于预期矫正视力、重影、视力回退较快等问题。

4. 镜片拱顶（图 4-3-8）　基弧区荧光素染色暗区范围较小或呈现亮区显像。戴镜塑形后角膜中间区域曲率不规则平坦,不降低甚至增高等。易导致视力矫正效果不佳、重影等问题。

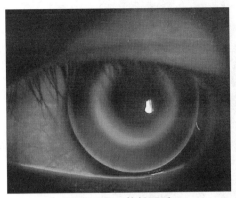

图 4-3-7　偏松配适

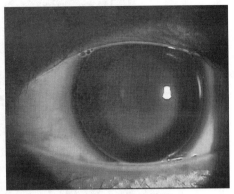

图 4-3-8　镜片拱顶

5. 镜片偏位（图 4-3-9）　镜片偏移中心位置>0.5mm，甚至镜片边缘压迫或超过角巩膜缘。偏松或偏紧等不良配适均可能引起镜片偏位。偏位的不良配适易导致角膜形态的不规则改变，或出现旁中心岛，矫正视力不佳，重影等问题的出现。

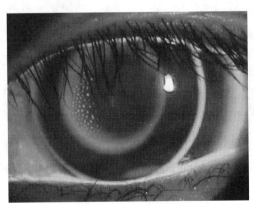

图 4-3-9　镜片偏位

6. 角膜地形图评估　2~3 小时的短时戴镜闭目后，可做地形图评估角膜塑形形态。配戴配适良好的镜片，角膜中央区变平坦，中周部变陡峭，显示典型的"牛眼"图形（图 4-3-10）。不良配适引起镜片偏位也可通过地形图有所预判（图 4-3-11）。但因试戴时间较短，且患者的角膜形态、屈光度等情况存在个体差异，一般不对镜片基弧区塑形的治疗效果进行评估，但可根据曲率平坦度的变化量预判矫治效果。

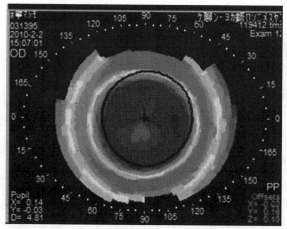

图 4-3-10　配戴最佳配适镜片的角膜地形图

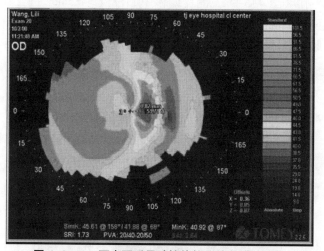

图 4-3-11　不良配适导致镜片偏位的角膜地形图

二、镜片调整

镜片的松、紧配适与镜片的矢高有直接关系,镜片矢高越大镜片配适越紧,镜片矢高越小则镜片配适越松。镜片变陡或直径加大可使矢高加大,镜片越平坦或直径越小可使矢高减小。依据以上参数变化关系,镜片配适调整如下:

1. 偏松的配适,增大 AC 弧曲率或增大镜片直径。

2. 偏紧的配适,减小 AC 弧曲率或减小镜片直径。

3. 定位居中,活动度适宜,平行弧区染色正常,但中央接触面积过小或过矫。应减少近视度数降幅。

4. 定位居中,活动度适宜,平行弧区染色正常,但中央接触面积过大或欠矫。应增加近视度数降幅。

5. 中央接触面积过小或欠矫,同时镜片定位过紧,应减小 AC 弧曲率,放松镜片,增大降度幅度。

6. 中央接触面积过大或过矫,同时镜片定位过松,应收紧镜片、减少降度幅度。

（郭　曦　张艳明　谢培英）

第四节　处方和订镜流程

一、镜片参数确定及处方

经过角膜塑形镜的配适评估和调整,取得满意的试戴效果后,需再进行片上验光,即戴镜状态下的客观电脑验光和主观插片验光,根据检查数据、试戴评估情况及调整结果,确定最终选用镜片的度数及有关参数,同时确定镜片的配戴方式(日戴、夜戴、弹性配戴)。

常规角膜塑形镜片的处方参数主要包含:平 K 值 / 降度分级 / 前表面度数 / 直径 / 指定基弧。各厂家的参数订制均有一定的要求,包括各弧的订制范围、降度设计范围,出具处方时要特别注意。

1. 平 K 值　经配适评估和调整,试戴效果满意的试戴镜片平 K 值,若试戴镜片不全,可在相对满意的试戴片平 K 值的基础上进行微调 +0.25D 或 -0.25D。

2. 角膜塑形镜相关的屈光度　包括:塑形屈光度、补偿屈光度、矫正屈光度和标称屈光度。

(1) 塑形屈光度:配戴角膜塑形镜时,角膜中心区屈光度降低,而周边区负压屈光度增加,这两种因素的动态平衡完成了角膜塑形的过程。摘下镜片后,降低的近视屈光量称为塑形屈光度。塑形屈光度是角膜中心区的压平屈光度降低和周边区的负压屈光度增加两种因素的合量,又称镜片的降度设计,简称 T.P。

(2) 补偿屈光度:因摘下镜片后角膜中心压平屈光度降低的量值会有一定的反弹,而角膜塑形镜片的内曲面不能变动,故可将配戴眼欠矫或过矫的屈光量,以光学透镜的形式制作在角膜塑形镜的光学区前曲面,在镜片的前曲面设计补偿屈光度。补偿屈光度就可将角膜被压平预计发生的过矫或欠矫屈光度抵消。因角膜塑形镜片通常设计为过矫 +0.75D,故补偿屈光度常为 +0.75D。

补偿屈光度也可验证塑形屈光度的效价,间接评价配适。若配戴具有补偿屈光度的镜片、不能获得正常视力,则可以推测角膜塑形镜没有产生预计的压平效果,可对配戴眼进行戴镜屈光检查,增减试片屈光度,或通过修正定位弧曲率改良配适。

（3）矫正屈光度：矫正屈光度 = 塑形屈光度 + 补偿屈光度。

（4）标称屈光度：又称镜片前表面光度、镜片度数，简称 Power，通常数值等同于补偿屈光度。但特殊情况下标称屈光度有所不同，如：高度近视拟采用日间戴镜方式，试戴镜片度数欠矫时，可通过负度数的追加达到日间良好的戴镜视力，此时镜片订制的时候 Power 可为正光度、平光，甚至负光度（一般来讲，负光度不高于 –3.00D）。

3. 直径　塑形镜片的常规直径为 10.60mm，医师可根据试戴效果及患者的角膜直径大小、睑裂大小等因素进行调整。直径通常在 10.00~11.00 之间，临床可见个别患者最大的直径可能会订到 13.00mm。镜片直径加大或缩小时，各弧宽的直径相应变化，医师可针对不同的弧宽进行指定，或注明 OZD、RCW、ACW、PCW 加减零点零几毫米。如：OZD 6.2mm（+0.2mm）、ACW+0.2mm 等。

4. 指定基弧　基弧的计算方法为：BC（mm）=337.5/（平 K– 矫正屈光度）D

5. 特殊镜片的处方　验配经验丰富的医师可针对特殊患者进行参数个体化的设计，如指定 BC 的弧度或直径、指定 RC 的矢高、指定 AC 的弧度或宽度、指定 PC 的弧度或宽度等等，也可针对角膜散光的患者进行 Toric 镜片设计。

角膜塑形镜片的 Toric 设计通常是在 AC 弧上，订制时需要医师进行 TAC1 和 TAC2 指定。个别厂家还会要求提供患者的角膜陡 K 值等数据。

二、订镜流程

1. 确定处方后，再次向患者及其家属详细介绍角膜塑形镜配戴的相关问题，同意配合治疗后医患双方签订《角膜塑形镜验配知情同意书》。

2. 医师填写镜片订单，个体化订制镜片。告知患者大致取镜日期并要求患者做到本人亲自取镜。

制定订单时，除包含镜片的处方外，还应包括订片单位、订片日期、配戴者姓名等信息，如对颜色和设计有特殊要求应特别注明。订单的形式主要包括纸质订单和电子订单。

角膜塑形镜订片单 – 球面（品牌：　　　　）

姓名 Name	眼别 Eye	平 K 值 F.K	降度 T.P	度数 Power	直径 DIA	基弧 BC	颜色 Color	医师签字 Doctor

特殊要求：

订片单位：

订片日期：

角膜塑形镜订片单 –Toric（品牌：　　　　　）

姓名 Name	眼别 Eye	平 K 值 F.K	降度 T.P	度数 Power	直径 DIA	基弧 BC	平行弧 1 TAC1	平行弧 2 TAC2	颜色 Color	医师签字 Doctor

特殊要求：　　　　　　　　　订片单位：

订片日期：

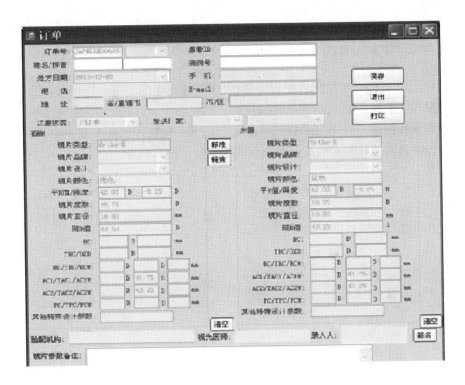

3. 订单的发送　镜片的订制各厂家要求各不相同,传统多采用传真订片单、e-mail 电子订片单的形式,近年来随着电子信息化的不断发展,越来越多的厂家开始采用自行编写或购买的订片软件来完成角膜塑形镜片的订制工作。现以北京远程视觉科技有限公司开发的电子订片系统为例进行介绍。

该系统可与多家镜片生产厂家相连,不仅可以完成镜片处方的导入、镜片的订制、数据导出到生产线直接生产,还可实现对角膜塑形镜订片全过程的追踪,从订片到出货的每一步骤订片机构均可利用此系统进行镜片处理状态查询,患者本人也可在线查到镜片的流转状态。目前,中国市场内的日本 α 角膜塑形镜片订制便是采用该系统完成。订片系统主要包括下图的各个模块:

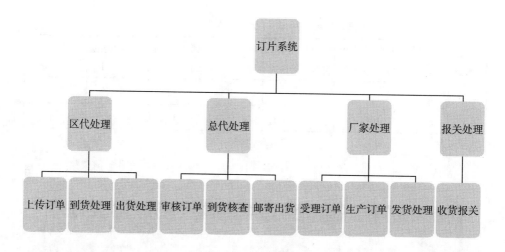

4. 订片查询　为给患者提供更多的便利,现更多的品牌开始在自有的官方网站提供了方便的查询功能。在镜片的订制过程中,可根据患者的姓名和手机号查询镜片的生产状态、邮寄状态、报关状态等。在镜片到达患者手中,可根据患者的姓名和镜片表面的激光雕刻编码查询镜片的真伪等。

（王　丹　迟　蕙　谢培英）

第五章 护理方法和随访复查方案

角膜塑形镜片的护理贯穿于角膜塑形术的全过程。

对于角膜塑形镜的护理,需要有外延和内涵的全面理解。一方面,不能单纯的理解为消毒,因为消毒仅仅是完整护理过程的一个环节,其他的环节,如清洗、湿润、去除蛋白质沉淀等的操作,也是护理过程不可或缺的一部分;另一方面,护理不只是针对镜片而言,也同时包括以眼部护理为目的的操作;再一方面,护理是贯穿始终的,不仅仅在戴镜前存在护理的因素,在戴镜中以及摘镜后,依然有护理的介入。只有在实际的使用过程中,将上述三者有机地结合起来,才可以被视为正确或标准的护理。

角膜塑形镜片的护理工作流程主要包括以下几点:

1. 镜片核查 因角膜塑形镜为个性化验配的产品,因此,在镜片交付给患者之前,镜片的核查十分重要。核查的项目包括患者姓名和病历记录,同时还需要对镜片进行检测,核实各项参数的准确性,确认镜片加工质量。此外,还包括协助患者确认镜片的眼别,以及和旧镜片、他人镜片的甄别方法。

2. 现场戴镜 为患者戴上新镜,40分钟左右基本适应后再次检查镜片配适状态、戴镜视力、戴镜屈光度和曲率等。有异常发现需重新利用试戴镜片再次试戴并作相应检查。

3. 使用指导 指导患者和(或)家长进行摘、戴镜片练习,清洗、消毒、冲洗、保存镜片等护理操作,直到患者和(或)家长完全掌握要领。

4. 向患者及家长交代相关注意事项,可能出现的不良反应,护理常规,紧急情况的处理和联系方法。

5. 根据戴镜方式的不同,为患者制订定期复查计划。

第一节 戴镜、摘镜方法指导

一、戴镜准备

在眼前放置一面镜子,以利于戴镜时自行观察。

在镜子前面放置一块清洁的小毛巾,以备万一镜片掉落时易于找回和不损伤镜片。

向患者解释戴镜方法和步骤;嘱戴镜时睁开双眼,固视镜中自己的眼睛。注意要保证镜片在角膜上放置稳妥后,才可缓慢放开牵拉眼睑的手指。

二、手部清洁

(一)准备

在戴镜、摘镜、处理镜片移位时,需剪短指甲、充分洗净双手。

最好使用一般的肥皂,因为有些高级肥皂或香皂含有羊毛脂、乳霜以及防臭剂,这些物质都会影响手指和镜片的洁净度。

(二)正确的洗手方法

1. 在流动水下,使双手充分淋湿。

2. 取适量肥皂(皂液),均匀涂抹至整个手掌、手背、手指和指缝。

3. 认真揉搓双手至少15秒钟,应注意清洗双手所有皮肤,包括指背、指尖和指缝。

具体揉搓步骤为:

(1)掌心相对,手指并拢,相互揉搓。

(2)手心对手背沿指缝相互揉搓,交换进行。

(3)掌心相对,双手交叉指缝相互揉搓,交换进行。

(4)弯曲手指使关节在另一手掌心旋转揉搓,交换进行。

(5)右手握住左手大拇指旋转揉搓,交换进行。

(6)将五个手指尖并拢放在另一手掌心旋转揉搓,交换进行(图5-1-1)。

4. 在流动水下彻底冲净双手,干净毛巾或纸巾擦干。

三、戴镜方法

(一)方法一

1. 将镜片内曲面向上置于右手示指端,在镜片凹面注入一滴润眼液。

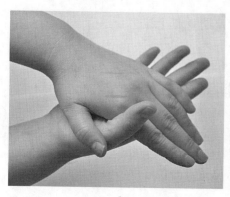

a

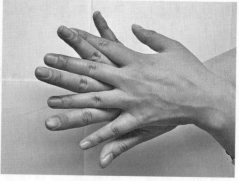

b

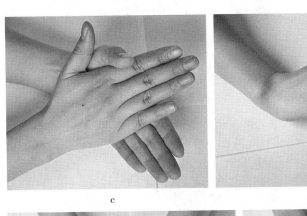
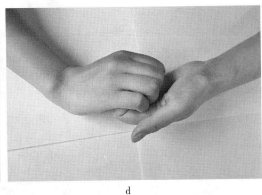

c

d

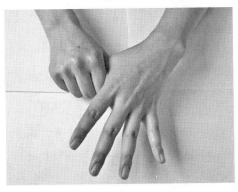
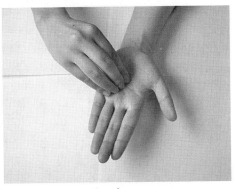

e

f

图 5-1-1 洗手方法

a. 掌心相对,手指并拢,相互揉搓 b. 手心对手背沿指缝相互揉搓,交换进行 c. 掌心相对,双手交叉指缝相互揉搓,交换进行 d. 弯曲手指使关节在另一手掌心旋转揉搓,交换进行 e. 右手握住左手大拇指旋转揉搓,交换进行 f. 将五个手指尖并拢放在另一手掌心旋转揉搓,交换进行

2. 双眼固视正前方。

3. 以左手示指拉开上眼睑,右手中指拉开下眼睑。

4. 将镜片轻放于角膜中央(图 5-1-2)。

(二)方法二

1. 将镜片内曲面向上置于戴镜眼对侧手示指端,在镜片凹面注入一滴润眼液。

2. 双眼固视正前方。

3. 用戴镜侧手的示指和拇指打开上、下眼睑,让手指的位置尽可能地靠近睑缘。

4. 将镜片轻轻戴在角膜中央(图 5-1-3)。

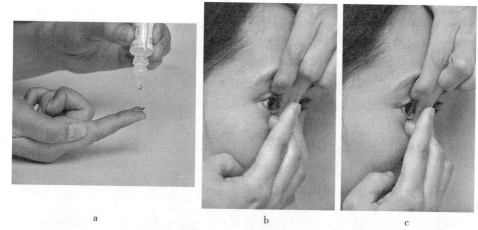

图 5-1-2 戴镜方法一

a. 将镜片内曲面向上置于右手示指端,在镜片凹面注入一滴润眼液 b. 双眼固视正前方,以左手示指拉
开上眼睑,右手中指拉开下眼睑 c. 将镜片轻放于角膜中央

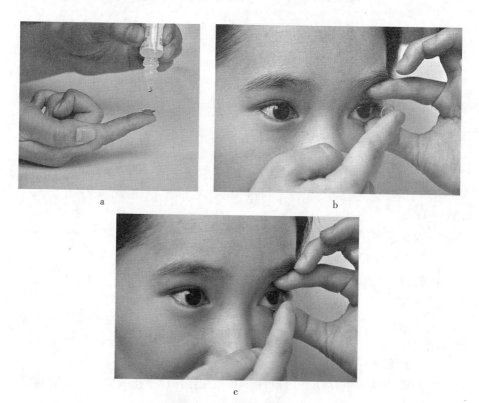

图 5-1-3 戴镜方法二

a. 将镜片内曲面向上置于右手示指端,在镜片凹面注入一滴润眼液 b. 双眼固视正前方,用戴镜侧手的
示指和拇指打开上、下眼睑,让手指的位置尽可能地靠近睑缘 c. 将镜片轻放于角膜中央

70

四、摘镜方法
(一) 双手法
1. 摘镜前先滴润眼液于结膜囊内并瞬目数次,使镜片可以滑动。
2. 用左手示指或中指拉开上眼睑后再轻轻下压,使上睑边缘缘顶住镜片上缘。
3. 用右手示指或中指拉开下眼睑,并利用下睑缘使镜片下缘脱离角膜(图5-1-4)。

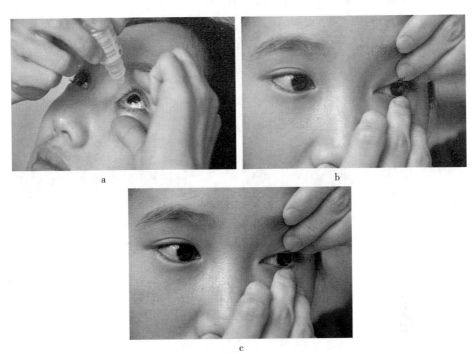

图 5-1-4 摘镜方法 - 双手法

a. 摘镜前先滴润眼液于结膜囊内并瞬目数次,使镜片可以滑动 b. 用左手中指拉开上眼睑后再轻轻下压,使上睑缘顶住镜片上缘 c. 用右手中指拉开下眼睑,并利用下睑缘使镜片下缘脱离角膜

(二) 单手法
睑裂大的患者可试用单手进行操作。
1. 摘镜前先滴润眼液于结膜囊内并瞬目数次,使镜片可以滑动。
2. 嘱患者睁大眼睛,面部朝向正前方或略朝向外侧方。
3. 将戴镜同侧手的示指或中指,垂直放在外眦部,将外眦角朝外上方牵拉,此时睑裂变狭,上下睑缘轻压镜片的边缘部,瞬目,随瞬目将镜片脱出睑裂。
4. 镜片脱出时用另一只手接住镜片。
事先应对着镜子进行练习,学习如何使用示指或中指。牵拉眼睑之前应睁大眼睛,充分暴露镜片的边缘;牵拉眼睑时,如睑缘外翻,或镜片被覆盖于眼睑下方,镜片则不易被脱出。

(三)吸棒法

1. 摘镜前先滴润眼液于结膜囊内并瞬目数次,使镜片可以滑动。

2. 从镜子中观察镜片位置,确认镜片未黏附于角膜表面。

3. 用左手的拇指和示指打开上、下眼睑。

4. 右手持小吸棒,将镜片吸住后取出(图5-1-5)。

(四)注意事项

1. 吸棒吸附镜片前务必看清镜片的位置和活动情况,勿吸在角膜上。

2. 每次使用吸棒后,需对其进行清洁处理。

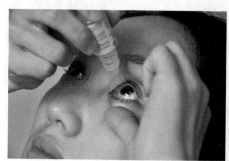 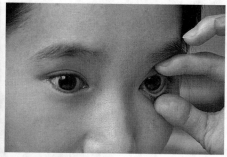

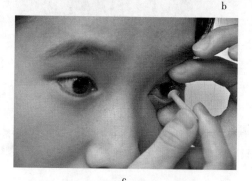

图5-1-5　摘镜方法 – 吸棒法

a. 先滴润眼液于结膜囊内并瞬目数次,使镜片可滑动　b. 用左手的拇指和示指打开上、下眼睑　c. 右手持小吸棒,将镜片吸住后取出

五、摘、戴镜时的问题及处理方法

经过详细的摘、戴镜片的练习和指导,患者和(或)患者家长应已掌握摘、戴镜片的方法,但是初戴者或未按正确方法配戴和摘除时偶尔会出现镜片移位或左右眼镜片错位,所以在进行戴镜和摘镜的指导时,患者需学会矫正的方法。

（一）镜片移位的处理

镜片移位，是指在角膜塑形镜配戴过程中，角膜上的镜片移位到结膜囊中的情况。

镜片移位的处理方法有以下几种：

方法一：让患者手持一面小镜子，对着镜子转动眼球，认真寻找镜片位于何处，必要时可拉开上下眼睑寻找。发现镜片后眼睛向与镜片位置相反的方向注视，利用眼睑阻止镜片滑动，然后眼球逐渐向正前方转动，促使镜片回到角膜上。

方法二：用示指或是中指从眼睑的外面触知镜片的位置，发现后，在眼睑上用手指从角膜的远端轻轻将镜片推回至角膜。

方法三：镜片向上方移位时，可用5个手指或是除拇指以外的4个手指放在眼睑上，扣住整个眼球，然后将镜片压向下方。

有时接触镜片吸附在结膜上不能移动，利用上述方法不能使其复位，这时可从眼睑上面用手指按压镜片周围的球结膜，让空气进入镜片下，或是滴入润眼液，使镜片能够活动后再进行复位，若复位失败，也可用吸棒将镜片取下后再重新戴镜，切记不可将接触镜翘动或用指甲取下。

（二）左、右眼镜片错位的处理

左、右眼所用镜片的基弧与屈光度不同时，如果发生错位，有可能干扰双眼视觉，出现过紧戴用的状态，甚至发生角膜的损伤。为了便于区别，左右眼镜片通常采用不同颜色订制，或在一只镜片上刻上标志。在指导患者及家长进行摘、戴镜片练习时应着重指导其辨认，如果患者配戴的镜片发生混淆，应拿回验配机构进行检测后再进行配戴。

六、配戴方式与时间

1. 嘱患者遵医嘱按指定方式与时间配戴，不可随意更改或延长戴镜时间。

采用日戴方式初戴者应逐日增加戴镜时间，第一天4小时，第二天6小时……5天后可持续戴镜10小时左右。初戴时，会有轻度充血、流泪、异物感等初期症状，一般经1~3周即可适应，症状消失。

2. 中低度近视采用夜戴方式持续戴镜3个月以上者，可根据屈光度稳定情况酌情适当减少戴镜时间，如每周停戴1天或每周停戴2天等。

3. -5.00D以上的中高度近视而又不能采用日戴方式者，若日间不能维持稳定良好裸眼视力，应配合低度框架眼镜使用，以保证无论何时均有清晰的视力。

七、配戴相关的注意事项

1. 养成戴镜前观察自己眼睛的好习惯，发现有任何异常均应停戴并立即与医师联系,有条件立即到医院接受检查。

2. 每次戴镜片之前,应用手和眼仔细检查镜片有无破损、污染及沉淀物。如有破损,决不能戴用。如有污染和沉淀物则必须再次清洗后再戴。

3. 摘、戴镜时严格分清左、右眼镜片,为避免混淆,遵守先右后左原则。

4. 戴镜睡眠前应再次确认镜片是否戴在角膜正中央,有无偏位和移位

5. 日戴者需化妆时,应先戴镜后化妆,先摘镜后卸妆。一定避免化妆品污染镜片。

6. 应在干净、平整的桌面上操作和摘、戴镜片,身体尽量靠近桌边避免镜片掉落在地上。若镜片不慎掉落在地上时,千万不能用手指去捏取,必须使用吸棒轻轻吸起,以免损伤镜片。

7. 戴镜期间不可随意点用未经医师处方的滴眼液。

8. 角膜塑形镜是使用高分子聚合材料加工而成,镜片菲薄,精密易碎,需小心护理、妥善保管。日间戴镜时避免碰撞。

9. 角膜塑形镜不能加热消毒。

10. 处于风沙、粉尘或其他污染环境下最好不要戴镜,,游泳时不可戴镜。

11. 如有任何化学产品(家用产品、实验室化学药品等)不慎溅入眼内,应立即取下镜片并马上用清水冲洗眼睛,即刻联系眼科医师,到医院急诊室就诊。

12. 发生镜片丢失后应及时与验配医师联系,根据医师建议或可按原参数订制,若已戴用时间较长应重新检查、重新试戴后再处方。

第二节　镜片清洁、消毒和保存方法

在角膜塑形镜配戴的整个过程中,始终都需要进行针对镜片的清洗、消毒、去除蛋白质沉淀等的操作,也就是镜片的护理。角膜塑形镜与框架眼镜的最大不同,就在于其在实际戴用过程中始终保持着与眼表的直接接触,且在镜片使用的诸多环节中,又可能存在病原微生物的污染,这样就带来了一系列潜在的问题,如果不加以充分的注意,采取一系列防护措施,戴镜的过程就容易引起眼部的损害。

角膜塑形镜在使用过程中会被泪液中的蛋白质、油脂以及粉尘等物质污染,对眼睛造成不良刺激,影响镜片光学性能、降低镜片矫正效果。因此,镜片清洁护理的好与坏,直接关系到角膜塑形镜的疗效、寿命,以及是否对眼部造成损伤。患者和(或)家属必须高度重视戴镜卫生,严格按操作规定护理镜片,提高自我保护意识,培养良好的个人卫生习惯,应尽量选择清洁效果好、有清除蛋白作用的护理液,并使用硬镜专用镜盒。

在临床使用过程中,严格按照操作程序进行日常护理的镜片使用寿命往往

要高于漫不经心使用者。一个有经验的眼科医师或视光师往往在患者配戴数月后就能通过裂隙灯显微镜观察到镜片的使用情况。不好的使用方法往往导致镜片内外表面划痕大量出现,内弧过渡区尤其在反转弧区出现大量的沉淀,镜片的透光率下降,甚至在周边弧出现缺损。其结果往往使镜片不能维持其正常的寿命,同时加大了角膜损伤和感染的几率。由于必须更换镜片,因此又增加了使用者的经济负担。

一、镜片清洁、消毒和保存

(一)护理系统

角膜塑形镜片的护理系统,是由包括护理液等在内的,用于对镜片进行清洁、消毒、湿润、除蛋白质沉淀等的化学溶液,由消毒液、湿润液、表面活性剂、除蛋白质成分等组成。此外,护理工具也属于该系统的组成部分。护理工具是指护理时使用的各种专用的镜盒以及用作消毒的器皿,还包括镜子、手指、摘镜用的吸棒等(图5-2-1)。

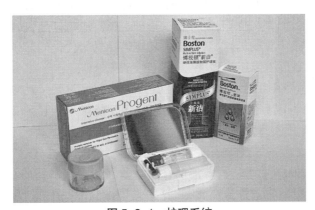

图5-2-1 护理系统

护理系统包括护理液、除蛋白液、湿润液,以及镜子、镜片盒、吸棒等

消毒在角膜塑形的整个护理操作中占有举足轻重的地位,因为它与戴镜的安全是密切相关的。由于现代接触镜的护理目的已经远远超出了单一的安全目标,清晰和舒适也越来越成为人们追求的目标,所以,湿润、表面清洁、除蛋白质沉淀等已经是与消毒联系在一起的步骤了。

硬性透气性接触镜的消毒主要是化学消毒法。化学消毒的不足之处首要当属过敏反应。过敏反应主要是由护理液中的防腐剂引起的,一般是在接触的早期就会出现。

起消毒作用的护理液主要成分是防腐剂+缓冲剂。此外,在护理过程中还需要有表面清洁剂、蛋白酶清洁剂和湿润剂。

对于角膜塑形镜配戴者来讲，湿润是摘、戴镜过程中的一个必须的步骤。由于硬镜材料不亲水，镜片的表面容易干燥，即使经亲水性表面处理，时间较长亦可能衰减。湿润剂有助于保持镜片的湿润状态，在镜片和角膜之间形成一层水垫，也有利于镜片的活动。同时，可使戴用者感觉舒适。另外，采用过夜配戴角膜塑形镜方式者，镜片容易黏附于眼表，清晨摘镜时若不加以润滑，可能引起角膜表面损伤。所以常规滴入润滑剂也是减少隐患的有效措施。

（二）多功能护理液

多功能护理液的最大优点是，将各个步骤所需要的成分集成为一体，只需要使用一瓶护理液，就可以完成上述各项，达到清洗、除污、消毒、润湿、除蛋白质沉淀的目的。同时，由于合并了环节，减少了护理液的种类，因而减少了护理液被污染的机会。

但是，多功能护理液也存在自身的不足。由于各种成分被合并在一起，势必降低了某些有效成分的浓度，减弱了原有的抑菌和杀菌能力。另外，去蛋白质沉淀的效能，也不如单独使用时的高，因此，我们建议在使用多功能护理液的情况下，每周的除蛋白质沉淀操作，最好也要单独进行。应该知道，功能的齐全，并不等于功能的提高，步骤的简化，常常是以功能的降低为代价的。

（三）角膜塑形镜专用护理液

角膜塑形镜专用护理液一般分为两种，一种为清洗保存液与蛋白清除剂分开使用，另一种为包含蛋白清除功能在内的多功能护理液（MPS）。目前国内常用的主要几种专用护理液包括：

1. 培克能硬性接触镜护理液　是目前较常使用的硬性接触镜护理液，由日本株式会社 Ophtecs 生产。具有清洁、保存、清除蛋白质和脂质三合一的功效，含有酶成分，可以日常清除蛋白质，一般不需要另外清除蛋白。含有的阴离子表面活性剂和两性表面活性剂可以有效清除脂质，使镜片更加洁净。含有的透明质酸钠可保持镜片光滑、湿润。该护理液不能直接接触眼睛，必须用洁净水将镜片冲洗干净后才可戴用。

2. 博视顿新洁硬性接触镜护理液　由美国博士伦有限公司生产。具有清除蛋白、清洁、消毒、冲洗、湿润的功能，内含除蛋白分子，但为了长期的戴镜安全，建议每两周配合使用除蛋白酶片或除蛋白液（Menicon progent A、B 液）处理镜片。

3. 美尼康多功能护理液（Menicare phis）　由日本美尼康株式会社生产。具有清洁、消毒、保存的功能，不含酶成分，需每周配合使用除蛋白酶片或除蛋白液（Menicon progent A、B 液）处理镜片（图 5-2-2）。

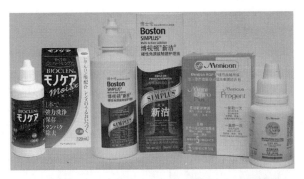

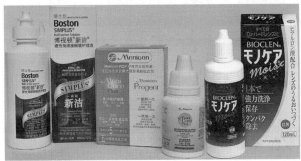

图 5-2-2　常用的多功能护理液

应该注意的是,当前市场上所售的大部分接触镜护理液均为软性接触镜专用,不能用来清洗、保存角膜塑形镜片。而用于硬性镜片的护理液,也不能用于软性镜片。

二、镜片清洁、消毒和保存操作流程

角膜塑形镜的摘、戴及清洁与护理,要遵循一定的顺序,其流程如下:

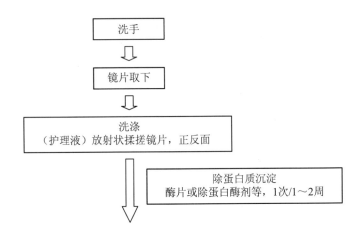

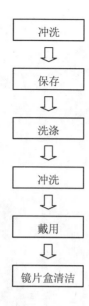

```
┌─────────┐
│  冲洗   │
└─────────┘
    ⇩
┌─────────┐
│  保存   │
└─────────┘
    ⇩
┌─────────┐
│  洗涤   │
└─────────┘
    ⇩
┌─────────┐
│  冲洗   │
└─────────┘
    ⇩
┌─────────┐
│  戴用   │
└─────────┘
    ⇩
┌─────────┐
│ 镜片盒清洁 │
└─────────┘
```

三、镜片清洁、消毒和保存操作方法

（一）洗涤冲洗

戴镜前和摘镜后的镜片需洗涤、冲洗,特别是摘镜后进行保存之前要仔细清洗。洗涤、冲洗的方法如下:

首先彻底洗净双手,然后用主力手的拇指、示指和中指夹持住镜片,用洗涤剂认真清洗;或把镜片凹面朝上,平放在非主力手的手掌上,滴几滴全功能护理液(注意每次用护理液时瓶子均应完全倒立再挤压,防止药液被瓶口污染),用主力手的示指或中指进行放射方向揉搓清洗 20 次左右,然后再用主力手的拇指、示指和中指夹住镜片,用流动的洁净水边冲边洗将洗涤剂清除干净(图 5-2-3)。

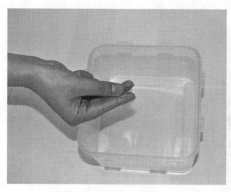

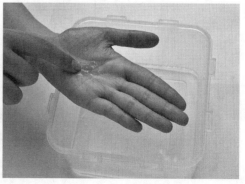

a　　　　　　　　　　　　　　　　b

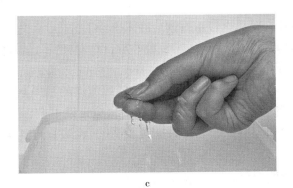

c

图 5-2-3 洗涤、冲洗

a. 用主力手的拇指、示指和中指夹持住镜片,用洗涤剂认真清洗 b. 或把镜片凹面朝上平放在非主力手
的手掌上,滴几滴全功能护理液,用主力手的示指或中指进行放射方向揉搓清洗 c. 用流动的洁净水边
冲边洗将洗涤剂清除干净

清洁过程中,常会发生镜片的掉落。为避免镜片落在盥洗盆内被水冲走,可暂时将水位堵塞或将分隔网放在去水口上,亦可利用保存镜盒中的镜片夹夹住镜片,或在下方放置网状小篮承接。若不能保证自来水的洁净,可使用纯净水清洁镜片,此操作可以在桌面进行,以一受水容器承接清洗下来的纯净水,则更加安全。

镜片上附着的污染物较多时,可用强力清洁液来清洗镜片,并可利用修磨镜片的研磨剂来配合洗涤剂,但是这种处理只能在验配医院或厂家,由专业技术人员进行操作,以保证镜片的曲率,屈光度参数不发生变化。

(二)镜片保存

镜片必须放置在硬性接触镜专用保存盒中,以防止划伤镜片(图 5-2-4)。镜盒中要充满保存液,保存液具有清洁、消毒、保存镜片的功能。镜盒中的保存液需每日更换,不可重复使用。

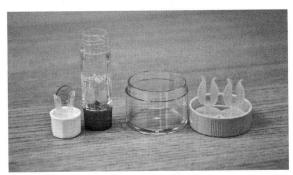

图 5-2-4 镜片保存

保存时,镜片在镜盒内浸泡时间应在 6~8 小时左右,不少于 4 小时,但也不要过长。浸泡时间过长反而降低了洗脱效率,也容易使本已浸泡下来的各种沉淀物又重新结合到镜片上。

镜片保存盒要每日清洁,取出镜片后要用流动的洁净水将保存液彻底冲洗掉,镜盒盖在空气中自然晾干。镜片保存盒应定期更换,一般 3~4 个月更换一个新的镜片盒和吸棒。若使用时间过长,镜片盒表面可能会有一层生物膜附着。

（三）护理液的使用

1. 使用期限　要在购买和开封之前了解护理液的出厂日期和使用期限,一般的护理液应在 4~25℃的温度下保存,保存期限都为 3~5 年。对于大多数的人,一瓶 120ml 的多功能护理液可以连续使用 30~45 天。

从安全和卫生的角度考虑,通常一瓶护理液在开封后 3 个月,无论有无剩余药液,都应该连瓶丢弃换用新的一瓶。因为开封后,护理液的瓶口会经常暴露于外界,不再是相对无菌的状态,增加了污染的机会,时间越长发生污染的可能性越大。所以,一瓶药液不可使用过长。

2. 使用量一般认为,护理液每次使用的量以达到镜片保存盒容量的 3/5 左右,即刚刚浸泡镜片为适宜。

3. 护理液的更换对于每天戴镜的患者,护理液应每天更换。换用新护理液的目的之一,就是要保证所使用的液体总是处于洁净有效的状态。那种为节省护理液而每天部分更换的做法并不可取,因为使用过的护理液已经是相对污染的了,即使再加入部分新的护理液,镜片也还是处于相对污染的状态。

对于不定期戴用镜者,也要经常进行镜片的护理操作。镜片经常规的清洁后可连续存放 7 天,然后更换新的护理液。当重新戴用前,仍然要先进行一次清洗和消毒。

对于长期不戴的镜片,不应晾干、脱水后放置。因为长期干燥保存的镜片,其参数和表面可能发生改变,当再次使用时,可造成戴用不舒适或塑形效果不良。

（四）镜片更换

角膜塑形镜所用的材料是高透气性硬性接触镜材料,其使用寿命约为 1.0~1.5 年。实际应用当中,即使戴镜者的护理依从性很好,镜片上的蛋白质沉淀还是会不断增加,从而导致镜片的透氧性越来越低。一般情况下,镜片戴用一年左右即会出现程度不同的镜片变形,表面划痕,多量沉淀物等,导致矫正效果下降。若不及时更换镜片,不但镜片污损、沉淀、划痕情况进一步加重,且可能出现镜片边缘破损等情况,使临床并发症出现的几率明显增大,给眼睛带来潜在的威胁。

第三节 随访复查方案

角膜塑形镜一旦配好交于患者使用,并不意味着医疗保健服务的终结,而是服务的继续与加强。定期复查可对戴镜中出现的任何问题做到早期发现、早期处理,因而十分必要。在角膜塑形验配中,要向患者及家长强调定期复查的重要性,不断提高他们爱眼护眼的常识,以取得患方的配合,保证治疗的效果。

一、定期复查时间

无论有无症状出现,必须叮嘱患者戴镜后定期来医院检查,有症状时更需立即摘镜,并到医院检查治疗。

复查的时间安排如下:

1. 夜戴镜过夜戴镜后次日早晨、3日、1周、2周、1个月及前6个月每月复查,之后每1~2个月定期检查。

2. 日戴镜戴镜后1周、1个月、2个月,之后每隔2~3个月定期检查。

二、定期复查项目

定期检查项目包括听取患者主诉,询问戴镜方式、戴镜时间,有无自觉症状,视力稳定情况。进行视力、角膜曲率、屈光度、裂隙灯角膜显微镜、泪液检查,镜片配适状态检查,镜片参数检测,镜片有无损伤、污染、沉淀等观察,并根据临床需要选择某些特殊检查项目。

1. 患者主诉

(1)询问患者有无不适自觉症状,如异物感、充血、眼痒、分泌物、流泪、灼痛、压迫感等不适症状,是戴镜后马上出现还是戴镜一段时间后出现,或是与戴角膜塑形镜无关。

(2)远、近视物清晰度是否满意,摘镜后视力有无下降,有无视力波动、重影、模糊、眩光、视物变形。

(3)戴镜方式和时间:采用日戴或夜戴或弹性配戴,每日是否规律使用,平均戴镜时间,有无过长和过短的情况。

(4)镜片是否超期使用,镜片有无偏心、容易移位、干燥、出现油污、沉淀、透明度下降或破损、丢失。

2. 视力检查测定远、近裸眼视力和戴镜视力,达不到最佳效果时应进行主、客观验光矫正。

3. 裂隙灯检查

(1)眼表体征:检查有无明显睑、球结膜充血,乳头和滤泡,特别有无巨乳头状结膜炎发生,有无角膜水肿、角膜机械性损伤、角膜点状着色、角膜浸润和角膜溃疡等,有无角膜血管增生、色素沉着和角膜瘢痕等,泪液分泌量和泪膜性状有无异常。

（2）镜片配适状态:是否保持良好配适状态,有无过松或过紧,看其定位是否在角膜中央,有无偏位,看镜片的活动度和活动方向是否适宜。用荧光素染色后观察镜片各弧面与角膜前表面的相互位置、相互接触与间隙的关系,及其规则性反应。

（3）镜片的检查:裂隙灯下或利用投影仪检查镜片表面是否有划痕、沉淀、污染、锈斑,镜片是否有破损、变形、变色等,同时利用焦度计和曲率半径测定仪等确认镜片有无变形、左右眼错位或错用了其他镜片。

4. 屈光度及角膜曲率的测定 裸眼和戴镜状态下分别进行电脑验光＋角膜曲率检查。戴镜视力低于验配时的最佳视力者进行片上验光,追加矫正。夜戴角膜塑形镜者摘镜后裸眼视力低于 0.8 者,也要进行插片验光,观测屈光度数是否稳定,有无视力矫正不良等。如发现引起明显的带入性散光或可能存在配适问题,需配合角膜地形图检查分析。必要时停用数日后重新验光、测定。

5. 泪液检查 建议每 3 个月利用 Schirmer 试纸或酚磺酞染色棉丝测定泪液分泌量,并观察泪膜破裂时间,利用表面泪膜观察装置(如:Kowa DR-1)观察裸眼及镜上表面泪膜的形态分级。有干燥感、干眼倾向者最好每次复查时常规检查。

6. 计算机辅助的角膜地形图检查戴镜初期(1 个月内)每次复查时以及之后每 2 个月复查时检查。尤其是夜戴角膜塑形镜者,角膜地形图可以很好地反映出夜戴镜片的配适状况,有无位置的偏移等。角膜地形图可以很好地监控矫治效果,指导镜片的调整和适时更换。

7. A 超及角膜内皮细胞检查建议每 3~6 个月进行 1 次 A 超(测眼轴长度、前房深度、晶状体厚度)＋角膜测厚及非接触角膜内皮细胞检查。A 超检查(或者 IOL Master)是观测患者近视度有无明显增长的有力指标之一,而角膜厚度和角膜内皮细胞的检查则是配戴角膜塑形镜的安全观测指标,通过和戴镜前的检测结果进行对照,用以发现配戴角膜塑形镜是否对角膜生理产生了影响。

8. 其他特殊检查项目推荐每 6 个月作对比敏感度 / 眩光对比敏感度检查,主观波前像差和角膜知觉检查。以了解戴镜后视觉功能的变化和角膜健康状况,指导今后的合理戴用。

9. 护理的检查与指导确认护理用品使用和护理程序是否规范,酌情给予进一步指导和培训,酌情建议患者更换镜片。

10. 复查时发现问题及时处理。

（王幼生 迟蕙 谢培英）

第四节 接触镜护理产品的检测要求

接触镜（接触镜）护理产品，用于维持接触镜的安全和性能，是安全使用接触镜的保证，接触镜的护理得当，不但可以延长镜片的使用寿命、提高镜片的清晰度，更重要的是能够降低戴镜所引起的眼部并发症的发生率。接触镜护理产品的质量特性，一方面与维持接触镜的安全和性能直接相关；另一方面与使用者眼睛的安全和舒适直接相关，尤其是可直接进入人眼的护理产品。

一、护理产品分类

目前接触镜护理产品主要有：接触镜盐溶液、清洁剂、接触镜化学消毒产品、多功能液、接触镜用滴眼液等五大类。产品配方根据不同的使用目的来设计，一般具有消毒或抑菌、清洁、冲洗、湿润及储存等一种或多种功能。

1. 接触镜盐溶液（生理盐水）以氯化钠为主要有效成分的生理平衡盐水溶液（氯化钠含量约 0.9%），用于软性或硬性接触镜的冲洗、储存，以及片剂类护理产品的溶解稀释等。

2. 清洁剂 指含有一种或多种有效成分（如：酶）、具有清洁作用的接触镜护理产品，用于去除接触镜表面的沉淀物（如：蛋白）和其他污染物，通常以溶液或固体片剂形式出现，如接触镜清除蛋白酶片。

3. 接触镜化学消毒产品 以两种或多种产品结合使用的护理溶液，用于接触镜的清洁和消毒，如过氧化氢溶液接触镜消毒液及中和片、RGP 接触镜护理液等。

4. 多功能液 含有多种有效成分的接触镜护理溶液，用于接触镜的清洁、消毒、冲洗和储存等多种功能，如接触镜多功能护理液。

5. 接触镜用滴眼液 含有一种或多种有效成分的接触镜护理溶液，用于通过物理方式缓解由于配戴接触镜所引起的不适症状，在戴镜时直接滴入眼内，也可在戴镜前作为接触镜的润滑剂或保湿剂，如接触镜润眼液、润滑液。

随着护理产品行业的不断发展，由原来单一用途、使用繁琐的护理产品，发展到多用途、使用简便的多功能型护理产品。目前市场上使用量最大的多功能护理液，其配方为将护理镜片各个步骤所需要的成分集合为一体，主要成分包括：清洁剂、消毒剂、螯合剂、湿润剂、缓冲剂、渗透压调节剂等。

二、护理产品需有相应的注册产品标准并经国家药监局审评

接触镜护理产品属于三类医疗器械产品，在上市之前必须通过国家审评机构的注册审评，上报审评之前需取得由国家认可的检验机构出具的产品检验合

格报告,检验依据为企业注册产品标准。产品标准为由生产企业按照相关国际、国家及行业标准的要求,对产品的结构、规格、性能(包括安全性和有效性)和检验方法等作出的技术规定,它是一定时期和一定范围内具有约束力的产品技术标准,是产品生产、质量检验、选购验收、使用储存和洽谈贸易的技术依据,当用于产品注册审评时,在我国被称为注册产品标准。

三、接触镜护理产品上市前检验

对接触镜护理产品上市前的检验,应考虑产品主要的安全和有效等性能指标,如理化要求、微生物要求、生物相容性评价等,重点关注产品的活性成分(有效成分)。不同类型的产品,其具体的性能指标由产品的特性及使用目的来确定。

接触镜护理产品的性能指标,通常包含以下要求并通过检测:

(一)理化要求

1. 外观　应规定产品的性状。

2. pH 值　对液态产品的原液和固态产品的使用液、有效成分为过氧化氢的产品的中和后产物,应规定 pH 值范围。

3. 渗透压　对直接接触人眼的产品的原液或使用液、有效成分为过氧化氢的产品的中和后产物,应规定渗透压(单位:mOsm/kg)范围。

4. 黏度　必要时,对液态护理产品,应规定黏度范围。

5. 溶解时间　需溶解后使用的固态产品,宜规定溶解时间,如清洁酶片。

6. 中和时间　具有中和作用的护理产品,宜规定中和时间,如过氧化氢溶液消毒液的中和片。

7. 装量(或重量)　应规定液态产品的装量和固态产品(如片剂)的重量。

8. 与接触镜的物理相容性　应对经护理产品护理前后的接触镜的物理外观、总直径(限于水凝胶镜片)、曲率半径(限于硬性镜片)、后顶焦度(屈光度)、光谱透射率(紫外吸收和美容镜片)等进行测定。根据制造商声明的护理产品适用范围选择试验镜片类型。

9. 有效成分　应规定护理产品的主要有效成分含量。有效成分(活性成分):指能使产品达到预期目的接触镜护理产品配方中的足量的化学成分,如:消毒剂/防腐剂、酶、表面活性剂、保湿剂等。

10. 过氧化氢残留量　以过氧化氢为有效成分的产品,应规定中和后产物的过氧化氢残留量。

11. 清洁效率　声称具有清洁功效(如去除蛋白等)的接触镜护理产品,应规定清洁效率。酶清洁剂可通过测定酶活力来确定。

(二)微生物要求

1. 生物负载(微生物限度)　所有非直接接触人眼的接触镜护理产品应规

定平均生物负载,且不含金黄色葡萄球菌、铜绿假单胞菌和大肠杆菌等致病菌,如片剂类型护理产品。

2. 无菌检查 所以直接接触人眼的液态接触镜护理产品都应为无菌产品。

3. 抗微生物活性试验 对具有消毒功能的产品应进行抗微生物活性试验,即消毒效果试验。

4. 防腐有效性试验 对多次量使用具防腐性的产品应进行防腐有效性试验。

(三)生物相容性评价

直接接触人眼的接触镜护理产品、以过氧化氢为有效成分的消毒产品的中和产物、非直接接触人眼的接触镜护理产品按其模拟实际使用方法制备的试验液,应进行细胞毒性、皮肤刺激和急性眼刺激性及急性经口毒性等生物学评价或试验。对于采用眼用新成分或不同的有效成分的接触镜护理产品,必要时则还应进行皮肤致敏试验、兔眼相容性研究试验、防腐剂的摄入和释放的测定。

四、角膜塑形镜的护理产品

用于角膜塑形镜的可能涉及上述所有类型的护理产品,专用的角膜塑形镜护理产品,主要是具清洁和消毒功能的硬性接触镜护理液,目前市场上这类护理液不多,常见的,如美国博士伦公司的硬性角膜接触镜护理液(商品名:博视顿新洁)和日本的角膜接触镜护理液(商品名:培克能),对该类产品检测如下性能指标:

(一)理化要求

1. 外观 应无色澄明液体。

2. pH 值 应规定 pH 值范围,用护理液原液测定。

3. 渗透压 应规定渗透压值范围,用护理液原液测定。

4. 与接触镜的物理相容性 对经护理液护理前后的角膜塑形镜的物理外观、曲率半径(限于硬性镜片)、后顶焦度(屈光度)进行测定。

5. 有效成分 应规定主要有效成分如防腐剂(消毒剂)、表面活性剂、保湿剂等的含量;对含有酶活性成分的,还应测定酶活力。

6. 装量 应检查产品的装量 / 净含量(规格)。

7. 清洁效率 声称具有清洁功效(如去除蛋白等)的护理液,应规定清洁效率。

(二)微生物要求

1. 无菌检查 产品应达到无菌要求。

2. 抗微生物活性试验 应进行抗微生物活性试验,即消毒效果试验。

3. 防腐有效性试验 应进行防腐有效性试验。

(三)生物学评价

应进行细胞毒性、皮肤刺激和急性眼刺激性、及急性经口毒性等生物学评价或试验。对于采用眼用新成分或不同的有效成分的护理液,必要时还应进行皮肤致敏试验、兔眼相容性研究试验。该类产品用原液或模拟实际使用液进行试验。

此外,对所有接触镜护理产品,企业必须提供在产品研发时期就进行的稳定性研究和抛弃日期试验的相关资料。产品有效期的确定基于稳定性研究结果的评估,由稳定性研究获得的数据确定产品的有效期及合适的贮存条件,一般进行自然留样法和加速试验法的稳定性研究,研究数据应包含理化性能(与镜片的物理相容性除外)和微生物要求;抛弃日期是指多次量产品从开封后使用至丢弃的一段时间,由微生物试验数据来确定抛弃日期时间。

(陈靖云)

第六章　角膜塑形镜的常见并发症及处理

　　角膜塑形镜是一种特殊类型的角膜接触镜,由于它的逆几何多弧设计与夜间配戴模式,对镜片配适要求较一般接触镜高,并非所有配戴者都能达到理想的视力效果和维持时间;配戴者对角膜塑形镜的配戴与护理操作技巧掌握的熟练程度不同,对医师嘱咐和规定的依从性也人各有异,这些原因都可能导致并发症的发生。角膜塑形镜配戴者配戴过程中除可能出现一般角膜接触镜的常见并发症,还有其较为特有的视觉功能异常和并发症。

第一节　视觉功能性异常

　　角膜塑形镜的治疗区局限于角膜中央区,并因不同目标降度、镜片设计及配戴者角膜生物力学特征有所不同,当治疗区直径小于瞳孔直径,或是治疗区与瞳孔范围不一致(镜片偏位),可能出现不同程度的视觉异常。角膜塑形镜引起的视觉异常往往在夜间或暗环境下表现更明显,停戴或调整镜片配适后可缓解。

一、视力波动

　　1. 病因和病理　在角膜塑形镜治疗初期(1周~2个月),角膜塑形效果未达到目标降度,从晨起摘镜后角膜形态存在部分回复(图6-1-1),日间屈光度出现部分回退。

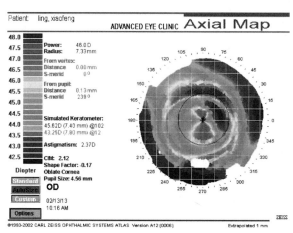

图 6-1-1　角膜中央岛

2. 症状和体征 配戴者晨起取下镜片时裸眼视力较好,但到下午或傍晚视力逐渐有所下降,随着治疗时间的延长,裸眼视力逐渐稳定,达到白天不戴镜,裸眼视力稳定清晰。

3. 处理原则 对较低度数的配戴者可适当增加屈光矫正度至过矫大约 0.5~0.75D,以补偿摘镜后一天内的回退量。如果目标矫正度数较高,达到正常裸眼视力所需的时间较长,可在此期间配戴日抛型软性角膜接触镜或较低度数框架镜以在日间保持较好的矫正视力,直至日间裸眼视力达到正常。

二、鬼影

1. 病因和病理 由于镜片定位明显偏移中心,镜片第二弧区(反转弧区)部分或全部移至瞳孔区的一侧,导致瞳孔区角膜表面部分受压(与第一弧区相应的区),另一部分不受压(与第二弧区相应的区),以致治疗后瞳孔区角膜表面出现两种相差较远的屈光状态,即 K 值变平区和 K 值变陡区。因此在看一个物体会出现两个影像,往往是一个较为清晰,另一个较为模糊,两个像总重叠在一起,称为鬼影(ghost)。这种视觉异常多发生于近视度数较高的配戴者的治疗初期,或者由于镜片偏中心所致。

2. 症状和体征 出现单眼视物重影,一个较为清晰,另一个较为模糊。

3. 处理原则 高度数的配戴者,初期出现鬼影,如果配适评估及角膜地形图检查显示定位居中,可先坚持戴镜,经一段时间治疗后,治疗区面积可完全覆盖瞳孔区时症状可缓解或消失。如果是镜片偏心所致,须重新设计镜片改善镜片的中心定位,鬼影的症状可以逆转。

三、眩光

1. 病因和病理 在视野内如有强光存在,使视力下降、后像的时间延长,降低视效率,这种在视野中出现的过强的光称为眩光(glare)。耀眼眩光是最常见的一种,典型的例子是黑夜中看迎面而来的汽车灯光,造成强烈的耀眼眩光;镜面反射、阳光下看书的书面反光,也可造成眩光(幕式眩光)。配戴角膜塑形镜后产生眩光的原因与近视度较高或镜片配戴偏心有关。

2. 症状和体征 治疗初期或能被注意到,夜间瞳孔放大时容易发生,影响夜间视力,引起夜间司机驾驶困难等。

3. 处理原则 改善镜片配适,减轻角膜散光,治疗面积增大后,眩光可消失。对于经过一定的适应阶段仍不能缓解者,应纠正镜片的偏心配戴或增大镜片光学区来解决。

四、角膜散光

1. 病因和病理　角膜塑形镜配戴偏心明显时,由于角膜中央光学区受压不均,可引起角膜散光增大,角膜地貌不规则改变(图 6-1-2)。

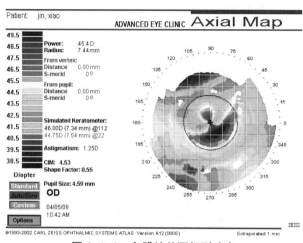

图 6-1-2　角膜地貌不规则改变

2. 症状和体征　可无症状或出现鬼影与眩光,用角膜曲率计与角膜地形图检查可发现角膜散光增大、角膜地形图出现不规则改变,但多数不影响最佳矫正视力。有少数角膜地形图甚至出现类似圆锥角膜的改变,但这种改变在停戴角膜塑形镜后可完全逆转,恢复到原来的状态,因其本质不是圆锥角膜。

3. 处理原则　可参考鬼影与眩光部分。

五、欠矫

1. 对于 –5.00D 以下的近视,角膜塑形镜均设计定量矫正,多数在配戴足够的治疗期后,可达到矫正效果,但在治疗过程中的最初一段时间,塑形效果未达到预计效果,裸眼视力未到正常或预计的水平。对于度数较高的配戴者,在治疗稳定后仍然存在剩余屈光度,裸眼视力低于正常。部分配戴者由于镜片设计存在矢高过高,致塑形效果不理想。

2. 症状和体征　主要表现为白天摘镜后裸眼视力差,角膜地形图检查治疗区定位居中,主觉验光矫正视力可矫正至较好视力。由于镜片矢高过高引起的欠矫配戴者,戴镜评估表现为光学区基弧过陡,平行弧区过紧,角膜地形图出现中心岛现象。这部分患者的主觉验光矫正视力差,常诉看远看近均不清楚。

3. 处理原则　对于治疗初期出现的暂时性的欠矫,如果有必要,可在日间配戴角膜塑形镜或者暂时配戴较低度数的抛弃型软性角膜接触镜。度数较高的配戴者经过一段时间的治疗视力未达到正常的,如果估计患者仍有继续治疗减低近视度的可能,可设计第二副角膜塑形镜,矫正剩余的度数并作为维持镜戴用。如果镜片存在矢高过高的情况,可适当修改镜片降低矢高,复查地形图避免中心岛现象,可提高裸眼视力。

六、视觉质量

有研究采用问卷调查评估配戴角膜塑形镜后视觉质量,发现与抛弃型软性角膜接触镜比较,配戴塑形镜后症状较轻(如眼痒,烧灼感以及干涩等),配戴者不需依赖于镜片矫正,而运动等活动受限较少,结果显示更多配戴者愿意选择配戴角膜塑形镜矫正视力。配戴者主观评价视力的清晰度较软性角膜接触镜稍差,出现眩光者较多,与配戴角膜塑形镜后高阶像差增加有关,特别是在暗环境下瞳孔较大时更明显。与 LASIK 手术比较,视觉质量相似。

第二节　角膜异常

一、机械相关的角膜上皮损伤

角膜塑形镜区别于一般角膜接触镜的特点之一是其作用的原理,通过对角膜产生机械的作用力而改变角膜的形态来达到预期的效果,而且多采用过夜配戴,故角膜塑形镜对角膜上皮产生的角膜损伤部位和形态与一般角膜接触镜有所不同。按引起损伤的机制可分为机械相关、缺氧相关、护理液相关、异物划伤以及镜片压痕(镜片固着)等类型;按损伤的程度可分为以下5级:

0级:角膜上皮无点状染色,或在细致检查下仅见数个点状染色者。

Ⅰ级:有轻微划损,或散在点状染色稍多者。

Ⅱ级:角膜点状染色较密分布,伴有轻度不适。

Ⅲ级:有小片的上皮缺损,刺激症状较明显。

Ⅳ级:有较大片的上皮缺损,刺激症状重者。

塑形镜配戴者出现的角膜上皮损伤发生率较高,但程度多为轻度。发生的染色的部位多为中央区,其次为下方及鼻颞侧。

1. 病因和病理　镜片破损、因护理操作不规范使镜片上有沉淀物镜附着,或外来的异物都可能对角膜产生机械损伤,出现角膜上皮损伤。镜片配适不良也过于平坦时,镜片中央区对角膜产生较大的机械压力,可能导致角膜中央区轻度上皮脱落。镜片配适过于陡峭时,过夜配戴后出现镜片压痕,以及由于镜片固着,强行摘下镜片可能出现角膜上皮染色。

2. 症状和体征　多为轻度角膜上皮染色(图 6-2-1),外来异物划伤时可见与异物运动轨迹一致的点条状、排列不整齐的荧光素染色。可见对应的球结膜充血。浅表擦伤无症状,如伤及上皮深层可有角膜刺激症状。

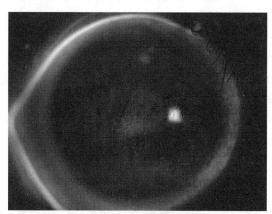

图 6-2-1　轻度角膜上皮染色

3. 处理原则　轻度损伤可不需用药,停戴 2~3 天可痊愈。2 级以上角膜染色者停戴,同时局部滴用抗生素眼药水。可适当使用上皮生长因子促进角膜上皮的愈合。去除病因加强护理操作教育,根据镜片清洁及配适情况改善镜片,必要时更换镜片。

二、缺氧相关的角膜异常

1. 病因和病理　目前使用的角膜塑形镜材料透氧性较高,缺氧引起的并发症相对比软性接触镜少见。主要见于镜片配适过紧,致泪液循环受阻的情况。初戴及过长配戴也可出现缺氧情况。缺氧状态导致乳酸和二氧化碳等聚积,导致泪液膜、角膜等组织新陈代谢改变,持续的缺氧可导致组织器质性的改变,包括出现角膜上皮微泡和微囊,角膜上皮水肿,角膜基质皱褶和条纹,角膜新生血管,角膜内皮变化,角膜知觉减退等。

2. 症状和体征　一般无自觉症状,出现水肿时可有雾视感,部分配戴者可有虹视、畏光等症状。裂隙灯检查可见微囊和微泡、角膜上皮水肿,角膜塑形镜配戴者中极少出现角膜基质皱褶、条纹和角膜新生血管等持续缺氧的改变。

3. 处理原则　提高材料的透氧性(Dk 值),减少镜片的厚度,增加氧气传导。放松镜片配适状态,改变镜片边缘设计,减少镜片直径,或在镜片上打孔,通过促进泪液循环提高供氧量。减少戴镜时间,发生急性角膜水肿或者中重度缺氧时需停戴镜片。

三、护理液相关的角膜并发症

1. 病因和病理　护理液中的某些成分,镜片沉淀物或其他变性物质,未彻底中和的过氧化氢溶液护理液,以及未彻底清洁的去蛋白酶液,均可引起角膜毒性反应。

2. 症状和体征　一般在接触后立即出现畏光、流泪、眼痛等刺激症状。伴不同程度的视力下降。裂隙灯检查可见角膜上皮呈弥散性点状或片状荧光染色(图6-2-2),球结膜混合型充血。

3. 处理原则　停戴镜片至复查角膜上皮痊愈,局部适当使用角膜上皮保护剂和抗生素,根据病因更换护理液和更换镜片,加强护理教育。

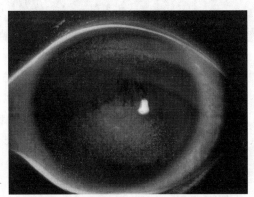

图 6-2-2　角膜弥散性点片状荧光染色

四、镜片固着

1. 病因和病理　由于镜片配适过紧或直径过大,镜片偏离中心,过紧或直径过大的镜片可致泪液物质循环受阻,加上过夜配戴使泪液分泌减少,晨起可发现镜片黏着于角膜上不能移动,或者摘镜后镜片轮廓在角膜或者结膜上出现压痕。

2. 症状和体征　无症状或者诉轻度刺激症。晨起摘镜时镜片黏附在角膜上不能移动使摘镜困难,或摘镜后角膜或结膜出现压痕。检查可见相应部位角膜染色(图6-2-3)或者结膜染色。

3. 处理原则　镜片配适过紧者可适当修改磨平平行弧,增加镜片边翘,必要时重新订制平行弧较平坦的镜片。镜片偏离中心的处理参考视功能异常一节。泪液过少者适当补充润眼液,同时需指导配戴者晨起如何处理镜片固着,见于角膜塑形镜的护理一章。

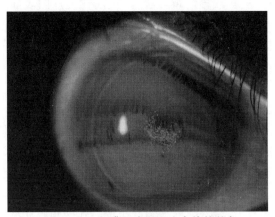

图 6-2-3 角膜压痕和上皮点片状着色

五、角膜上皮隐窝

1. 病因和病理 戴镜见镜片下多量微小气泡存在(图 6-2-4),常见于镜片的基弧区和反转弧区,眨眼时气泡不易排出,摘镜后该部位角膜上皮呈多量的圆形凹窝,称为角膜上皮隐窝,也称角膜遮蔽性浅凹。常见的原因是镜片矢高太高,如镜片直径太大,镜片基弧或者反转弧太陡。或戴镜时镜片未能一次定位至角膜中央,镜片与角膜之间空隙有气体进入。

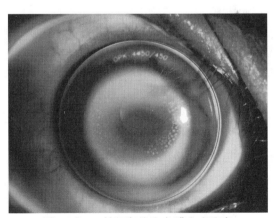

图 6-2-4 镜下气泡和角膜上皮隐窝

2. 症状和体征 患者多无任何症状,如隐窝位于瞳孔区者,可影响最佳矫正视力,视物有"雾"、"水蒸气"感觉,最佳矫正视力较矫正前下降,多数于摘镜后 1~2 小时逐渐提高。荧光染色后荧光素在隐窝上积聚,用生理盐水滴眼再观察荧光素染色情况,发现大部分上皮隐窝无荧光素染色。

3. 处理原则　重新教育配戴方法,戴镜前在镜片内表面滴进一滴润眼液,戴镜时将镜子平放于桌面,低头戴镜片可防止镜片下气泡的进入。如有镜片矢高过高者,可通过缩小镜片直径,或者放松镜片的基弧和反转弧改善镜片矢高避免角膜隐窝出现。

六、角膜色素环

1. 病因及病理　有一部分角膜塑形镜配戴者配戴角膜塑形镜后一段时间可出现角膜旁中心环状上皮色素环。圆锥角膜、翼状胬肉头部边缘和角膜屈光手术后均可出现角膜色素环,角膜曲率变化与泪液积聚导致上皮细胞基底层铁的沉积被认为是其出现的原因。推测配戴角膜塑形镜后角膜出现色素环的原因为配戴后角膜形状发生改变,中央光学区至反转弧区角膜曲率改变明显,反转弧区镜下泪液积聚等。

2. 症状及体征　配戴者无任何症状,出现时间不等,戴镜后2周到20周均可能出现。目标矫正屈光度高者出现铁环的时间较早。戴镜检查及角膜地形图显示角膜色素环位置为角膜塑形镜的反转弧位置,边界清楚,呈铁锈色。通常下方先出现,逐渐形成全周,形态类似圆锥角膜患者的 Fleischer 环,但不伴有角膜扩张及其他形态异常。

3. 处理原则　无需处理,停戴后色素环可消失。

七、角膜无菌性浸润

1. 病因和病理　一般先有角膜上皮的损伤,上皮的屏障功能降低,之后因镜片污染和细菌病毒素等引起免疫反应,继而出现角膜近周边的浸润。诱因包括镜片下方混入异物,镜片清洁不当,镜片自身的污染,护理系统的污染,机械性刺激和结膜炎症等。

2. 症状和体征　无菌性角膜浸润(corneal non ulcerative infiltration)不伴有感染,典型的改变为角膜近周边区直径 1~2mm 孤立的灰白色圆形混浊(图6-2-5),异物感、疼痛等刺激症状较少,前房炎症少,病灶区刮片细菌培养阴性;发病 2~3 日内上皮可有轻微缺损,而角膜溃疡的上皮缺损明显,往往持续 1 周以上,可以此鉴别。好发部位为开睑时 2 点、3 点、5 点、7 点、10 点眼睑缘位置的角膜区域。比较严重是时可见数个点状,同时伴有局部充血和轻度眼痛症状。偶可见于中心或旁中心区点状浸润,为镜片污损、沉淀引起。

3. 处理原则　预防为主,重视配戴教育,嘱咐配戴者如有异物混入镜下,突发性疼痛,或出现其他异常情况,不可姑息,一定要先摘下镜片并冲洗镜片,及时就诊。无主观不适的配戴者亦应定期复查。发现无菌性角膜浸润,应停戴镜片,抗炎药滴眼治疗后可很快治愈,较严重者可以配合抗生素和低浓度皮质激素滴眼,一般不残留严重后遗症。治愈后最好更换镜片和镜盒等护理用品。

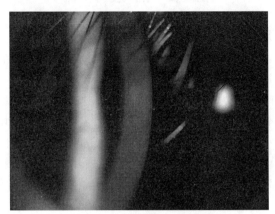

图 6-2-5　无菌性角膜浸润

八、感染性角膜炎

1. 病因和病理　配戴角膜塑形镜后出现的角膜感染与配戴者采用过夜配戴有关,过夜配戴存在泪液分泌减少,泪液交换缺乏,代谢产物堆积,同时角膜的相对低氧状态导致免疫力下降。但角膜塑形镜采用的过夜配戴方式与传统长戴的概念不同,在日间角膜可以保持充足的氧气代谢,避免低氧所致的并发症。需要注意的是东亚地区在早期验配角膜塑形镜缺乏经验,且许多验配者缺乏专业的接触镜验配的知识,镜片来源不明确,不能对配戴者进行专业的教育,导致严重的并发症出现。目前在我国已有政府制定的相应制度,限于专业的医疗验配机构验配角膜塑形镜,因此相信在专业指导下的角膜塑形镜的验配将更为安全和有效。

根据 2005 年 Watt 和 Swarbrick 在 2005 年的报道,他们对 50 例过夜配戴角膜塑形镜后发生感染的病例进行了分析,结果显示 80% 的病例发生在东亚地区,其中 60% 为 9~15 岁的儿童,感染的致病原 52% 为铜绿假单孢菌属,30% 为棘阿米巴原虫,其余包括沙雷菌属等。

2. 症状和体征　感染性角膜炎的配戴者,主要表现为出现明显眼红、眼痛、畏光、流泪等刺激症,分泌物增多,裂隙灯检查可见角膜中央或者偏中心的溃疡病灶,周围组织浸润灰白炎症反应明显,可出现不同程度的前房炎症反应。不同病原体所致的角膜炎病灶形态及病程也有差异。实验室病原学检查可确认。应注意与无菌性角膜炎鉴别。

3. 处理原则　立即停戴。针对不同致病原选用敏感抗生素滴眼液或眼膏滴眼。

第三节　泪　液　异　常

配戴角膜塑形镜对泪液的量、泪膜的结构、成分和物理性质等均可能产生影响,引起泪液膜相关的并发症,包括结膜干燥症,干燥性角膜着色症,角膜3点9点着色症,镜片表面泪膜不稳定等。

1. 病因与病理　配戴角膜塑形镜后出现并发症的因素包括:镜片磨损、沉淀物过多和配适不良等机械因素。初戴适应阶段,泪液刺激性增多;适应后由于泪液蒸发增加致泪液量减少。戴镜干扰泪液膜的脂质层完整性,并使黏液层变薄,从而影响泪膜的稳定性,进一步使泪液蒸发增加。泪液蒸发率的这一变化导致泪液渗透压增高,表现出高张力的变化。如存在缺氧情况时,泪液的pH值可降低。

2. 症状和体征　最常见的症状为眼部干涩和异物感,其他症状包括烧灼感、痒感、畏光、眼红、视物模糊、易疲劳和有黏丝状分泌物等,裂隙灯检查可见球结膜荧光素染色,瞳孔缘下方出现笑口型角膜上皮染色、角膜3点与9点部位的角膜染色等。

3. 处理原则　有上皮染色时应停戴镜片至上皮愈合。增加瞬目训练。如因镜片配适不良引起需改善镜片配适,加强对镜片的保养,选用护理液的防腐剂需低毒性,必要时更换新镜片。使用润眼液,尽量先用低毒性防腐剂或者无防腐剂的人工泪液。必要时口服维生素A,促进上皮细胞愈合。

第四节　结　膜　异　常

一、结膜反应性充血

1. 病因与病理　角膜塑形镜镜片直径较大、材质较硬,对结膜产生机械刺激,护理液的化学成分及因初戴者护理不当致镜片上出现污染物等对结膜产生化学刺激,均可刺激结膜下的血管,导致结膜血管扩张,血流速度加快,表现为不同程度的睑结膜、球结膜充血。

2. 症状和体征　常发生于初戴者,戴镜后异物感较强,结膜充血,轻度畏光、流泪。

3. 处理原则　刺激症状通常在戴镜7~10天后自行缓解,无需特别处理。如果是由于镜片污染物引起的异物感,需认真清洁镜片。

二、慢性结膜炎

1. 病因和病理　角膜塑形镜配戴者若不注意个人用眼卫生或对镜片清洁

护理不当,可引起慢性结膜炎。

2. 症状和体征　表现为异物感,畏光,眼痒等,裂隙灯检查见睑结膜充血,睑结膜小乳头、滤泡,结膜囊内黏液性分泌物。

3. 处理原则　注意个人卫生,注意认真清洁护理镜片,适当使用抗生素眼药水就可以治愈一般的慢性结膜炎。

三、病原微生物引起的结膜炎

1. 病因及病理　对于依从性好的配戴者,发生结膜感染的几率几乎为零。若因护理不当致镜片或吸棒、镜盒被较强感染源污染,加上机体抵抗力下降时就会引起结膜炎。

2. 症状和体征　各种原因引起的结膜炎均表现为畏光、流泪、分泌物增多,结膜充血、水肿,睑结膜表面乳头和滤泡,结膜囊内可见分泌物,一般不影响视力,严重者可伴有眼睑的充血、水肿、疼痛和视物模糊。

3. 处理原则　一旦发生感染性结膜炎,应立即停止配戴角膜塑形镜,到眼科专科进行微生物检查,确诊后使用对应的抗生素药物直到完全恢复健康才可以重新配戴角膜塑形镜。

第五节　安全的塑形镜配戴

对于轻度至中度的近视患者,角膜塑形镜是一种有效提高白天裸眼视力的技术;在控制青少年近视加深的尝试中,角膜塑形镜的疗效是比较确切的。但因为其需要与眼表直接接触,并且配戴者多为青少年儿童,需要特别注意预防并发症的发生。

角膜塑形镜的验配应在具有验配资格的专业验配机构进行验配,由专业验配人员进行专业检查,综合评估后结合配戴者个体情况度身定制;并由专业验配人员监督指导护理的方法。验配人员的专业验配是预防并发症的保障,而配戴者自身的依从性则是安全配戴的关键;尤其在青少年儿童配戴者中,配戴者及其家长与验配人员之间的良好配合显得尤为重要。

一、重视配戴前宣教与检查

严格掌握角膜塑形镜的适应证与禁忌证,重视配戴前检查是安全配戴角膜塑形镜的前提。验配技术人员应做好角膜塑形镜的宣传教育工作,使配戴者充分了解角膜塑形镜的优点与可能会发生的并发症,使配戴者对角膜塑形镜的疗效抱有较合理的期望值,同时促使其形成良好的依从性。配戴前应进行相关的眼科检查,如查视力、验光、眼前段检查、角膜曲率、角膜地形图、角膜厚度、眼轴、眼压、眼底等检查。

合适镜片及护理产品 在认真全面的检查以后,充分考虑宿主因素,结合患者的屈光度数及角膜前表面形态,选择合适患者的镜片材料、设计及护理方式,尽量减少眼表的各种不良反应。

二、保持最佳配适状态

角膜塑形镜的配适状态可直接影响泪液循环、氧的供给、角膜上皮的健康,保持最佳的配适状态是减少并发症的先决条件。角膜塑形镜的逆几何设计及过夜配戴模式使得其配适要求较一般接触镜更高,需要充分考虑眼睑、泪液情况及睡眠习惯等因素对镜片配适的影响(参考验配章节)。

三、配戴教育

除了对配戴者进行专业咨询和全面眼部检查,配发镜片时的配戴教育也是影响角膜塑形镜使用安全的关键影响因素。应教会配戴者正确的戴、摘、清洗和消毒方法,并监督指导其在配戴过程中注意以下条例:

1. 指甲需剪短、磨平整;戴、摘镜片前应先清洁手部,用无毛屑的纸巾揩干或自然风干。

2. 遵医嘱睡前戴镜,一般戴镜时间为 8~10 小时,一般配戴时间不超过 12 小时。晨起摘镜前先用润眼液滴眼并眨眼,至镜片松动方可取下镜片。

3. 按医师指导,使用指定的护理系统清洁、消毒镜片;护理液在开瓶 3 个月后没有用完的应丢弃;镜盒与吸棒等附属用品也需要每日清洁、消毒,并定期更换。

4. 避免用自来水等非无菌溶液清洗浸泡镜片;不可使用自制的生理盐水,对不含防腐剂的溶液严格遵守其使用期限。

四、定期复查

戴镜过程中,由于各种各样的原因,有可能出现结膜、角膜、泪液以及视力的不同变化,严格实施定期复查,及时发现异常情况,及时纠正存在的问题,提出预防、治疗措施,对于防止角膜塑形镜配戴过程中可能出现的各种并发症十分重要。

1. 一般戴镜后第 1 天、第 1 周、第 1 个月和第 3 个需要复查,之后每 1~2 个月复查一次。

2. 常规检查视力、屈光度、角膜曲率、眼前部健康状况,镜片的配适状态,检查镜片有无划痕、变形、变色、缺损、污染沉淀等问题。

3. 确认护理程序和护理用品使用是否规范,给予进一步的指导和训练。

4. 配戴过程中出现视力下降,眼红、眼痛、畏光、流泪等现象时应及时停戴镜片,复查确认不适的原因,遵医嘱停戴镜片或使用药物,至眼睛康复后方可重新继续戴镜。

（杨　晓　方冰兰）

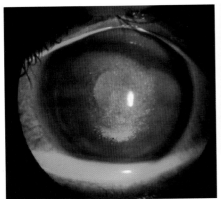

图 2-1-2（1）

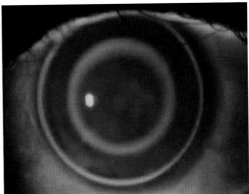

图 2-1-2（2）

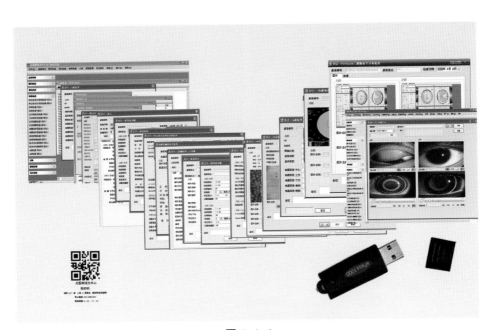

图 4-1-1

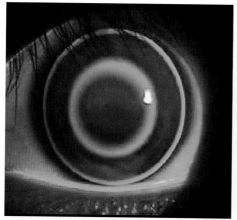

图 4-3-5

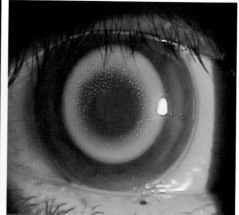

图 4-3-6

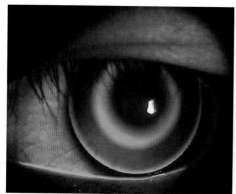

图 4-3-7

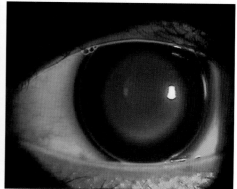

图 4-3-8

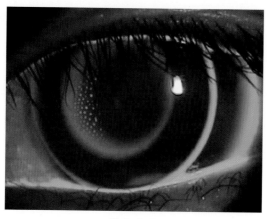

图 4-3-9

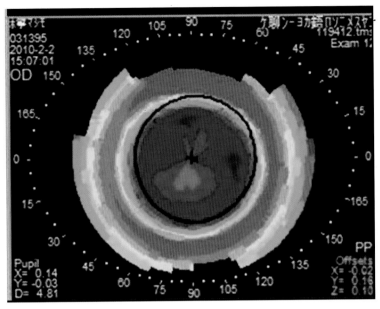

图 4-3-10

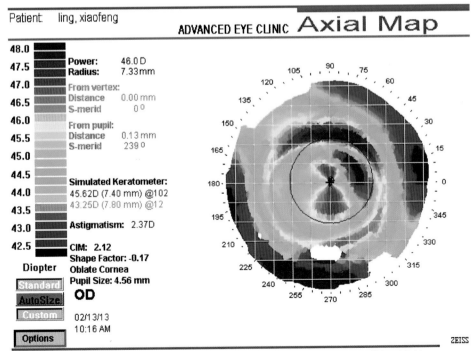

图 6-1-1

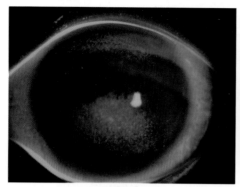

图 6-2-2

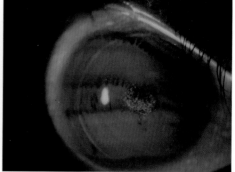

图 6-2-3

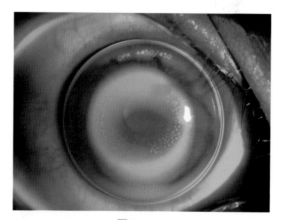

图 6-2-4